Entwicklungsstörungen im Überblick

Entwicklungsstörungen im Überblick

Michele Noterdaeme
Franz Joseph Freisleder
(Herausgeber)

ZUCKSCHWERDT

W. Zuckschwerdt Verlag München

Titelbild: „Geisterbild – Es ist ziemlich gefährlich". Kunstwerkstatt der Mathilde-Eller-Schule.

Bibliografische Information der Deutschen Nationalbibliothek
Die Deutsche Nationalbibliothek verzeichnet diese Publikation in der Deutschen Nationalbibliografie; detaillierte bibliografische Daten sind im Internet über http://dnb.d-nb.de abrufbar.

Produkthaftung: Für Angaben über Dosierungsanweisungen und Applikationsformen kann vom Verlag keine Gewähr übernommen werden. Derartige Angaben müssen vom jeweiligen Anwender im Einzelfall anhand anderer Literaturstellen auf ihre Richtigkeit überprüft werden.

Geschützte Warennamen (Warenzeichen) werden nicht immer kenntlich gemacht. Aus dem Fehlen eines solchen Hinweises kann nicht geschlossen werden, dass es sich um einen freien Warennamen handelt.

Printed in Germany by Kessler Druck + Medien GmbH, Bobingen

ISBN 978-3-88603-971-5

Inhalt

Autoren und Herausgeber

Dr. med. Angelika Enders
Kinderklinik
Dr. von Haunersches Kinderspital
Klinikum der Universität München
Lindwurmstraße 4, 80337 München

Dr. med. Franz Joseph Freisleder
Ärztlicher Direktor Heckscher-Klinikum
Kinder- und Jugendpsychiatrie, Psychosomatik und Psychotherapie
Deisenhofener Straße 28, 81539 München

Prof. Dr. med. Reiner Frank
Klinik für Kinder- und Jugendpsychiatrie, Psychosomatik und Psychotherapie
Klinikum der Universität München
Lindwurmstraße 2 a, 80337 München

Ulrike Fröhlich
Klinik für Kinder- und Jugendpsychiatrie und Psychotherapie
Josefinum
Kapellenstraße 30, 86154 Augsburg

Klaus Funke
Dr.-Elisabeth-Bamberger-Schule
Hermann-Stockmann-Straße 18, 85221 Dachau

Dr. med. Franziska Gaese
Abteilung Psychiatrische Therapie für Menschen mit geistiger Behinderung
Isar-Amper-Klinikum, Klinikum München-Ost
Vockestraße 72, 85540 Haar

Katrin Hartmann-Pericevic
Heckscher-Klinikum
Kinder- und Jugendpsychiatrie, Psychosomatik und Psychotherapie
Deisenhofener Straße 28, 81539 München

Anja Keller
Heckscher-Klinikum
Kinder- und Jugendpsychiatrie, Psychosomatik und Psychotherapie
Deisenhofener Straße 28, 81539 München

Rosemarie Meyer-Endres
Heckscher-Klinikum
Kinder- und Jugendpsychiatrie, Psychosomatik und Psychotherapie
Deisenhofener Straße 28, 81539 München

PD Dr. med. Michele Noterdaeme
Klinik für Kinder- und Jugendpsychiatrie und Psychotherapie
Josefinum
Kapellenstraße 30, 86154 Augsburg

Dr. med. Stephan Springer
Heckscher-Klinikum
Kinder- und Jugendpsychiatrie, Psychosomatik und Psychotherapie
Deisenhofener Straße 28, 81539 München

Prof. Dr. med. Waldemar von Suchodoletz
Klinik für Kinder- und Jugendpsychiatrie, Psychosomatik und Psychotherapie
Abteilung für Entwicklungsfragen, Klinikum der Universität München
Waltherstraße 23, 80337 München

Gudrun Tischner-Remington
Landschulheim Elkofen
Leitenstraße 2, 85567 Grafing

Rita Wagner
Schule am Heckscher-Klinikum
Deisenhofener Straße 28, 81539 München

Dr. med. Elke Wriedt
Heckscher-Klinikum
Kinder- und Jugendpsychiatrie, Psychosomatik und Psychotherapie
Deisenhofener Straße 28, 81539 München

Vorwort

Entwicklungsstörungen werden in der ICD-10 in Kapitel F8 beschrieben und in umschriebene versus tief greifende Entwicklungsstörungen unterteilt. Es handelt sich um neurobiologisch bedingte Störungen des Zentralnervensystems, die eine gravierende Auswirkung auf das Kommunikations- und Interaktionsverhalten der betroffenen Kinder haben können. Bei umschriebenen Sprachentwicklungsstörungen (F80) zeigen vor allem Kinder mit rezeptiven Sprachstörungen in einem erheblichen Ausmaß ausgeprägte psychiatrische Probleme und Anpassungsstörungen i. S. von Beeinträchtigungen in der langfristigen psychosozialen Anpassung. Autismus-Spektrum-Störungen sind tief greifende Entwicklungsstörungen, die durch qualitative Abweichungen in der sozialen Kommunikation gekennzeichnet sind. Das Erscheinungsbild ist äußert vielfältig und wird neben der Kernproblematik durch komorbide Störungen wie Intelligenzminderung oder neurologische Störungen bestimmt.

Die Diagnostik und Behandlung von Kindern mit Entwicklungsstörungen verlangt in der Regel einen multiprofessionellen und multimodalen Ansatz, damit sowohl eine umfassende Erfassung der Stärken und Schwächen der Kinder ermöglicht wird, als auch die optimale Herangehensweise in der Behandlung erarbeitet werden kann.

Im Bereich der Diagnostik steht in den letzen Jahren die Bedeutung der Früherkennung zunehmend im Mittelpunkt. Früherkennungsprogramme sind in Deutschland seit langem gut etabliert, werden im Rahmen der Vorsorgeruntersuchungen durch den Kinderarzt in der Praxis durchgeführt und haben in der Bevölkerung große Akzeptanz gefunden. Trotz dieser optimalen Situation zeigt sich bei der Einschulungsuntersuchung, dass viele Kinder mit Entwicklungsauffälligkeiten durch die Vorsorgeuntersuchungen nicht ausreichend erfasst werden und dadurch die Einleitung einer störungsspezifischen Therapie erheblich verzögert wird. So wird z. B. in der Region Oberbayern die Diagnose einer Autismus-Spektrum-Störung in der Regel erst mit sechs Jahren gestellt, wenn die betroffenen Kinder ebenfalls eine Intelligenzminderung zeigen. Kinder mit einem Asperger-Syndrom werden durchschnittlich erst mit neun Jahren diagnostiziert. Die lange Suche nach einer angemessenen Erklärung für die Probleme der Kinder und nach adäquaten Hilfestellungen ist für die Familien oft sehr belastend und führt zu Verunsicherung und Isolation.

Bei der Früherkennung von Entwicklungsstörungen geht es nicht darum, eine endgültige und unwiderrufliche Diagnose zu stellen, sondern darum, entwicklungsgefährdete Kinder zu identifizieren und therapeutische Weichenstellungen zu setzen, die eine optimale Entwicklung der Kinder gewährleisten. Die Bedeutung einer frühen und effektiven Therapie findet ihre Begründung auch darin, dass verschiedene Studien nachgewiesen haben, dass Entwicklungsstörungen langfristige Auswirkungen haben auf die die psychosoziale Integration der Betroffenen. Entwicklung ist kein einmalig festgelegter Prozess, sondern von erheblicher Flexibilität und von förderlichen bzw. hemmenden Umweltbedingungen abhängig.

Die Herausgeber hoffen, dass das Buch diejenigen, die Kinder mit Entwicklungsstörungen betreuen, einen Einblick gibt über die Vielfältigkeit und Komplexität des Störungsbildes. Wir bedanken uns bei allen Autoren und dem Verlag für die Bereitschaft, an diesem Buch mitzuarbeiten.

München, Dezember 2009

M. Noterdaeme
F. J. Freisleder

Das autistische Spektrum: eine diagnostische Herausforderung

Michele Noterdaeme

Früherkennung von autistischen Störungen

Tief greifende Entwicklungsstörungen werden in der internationalen Klassifikation psychischer Störungen im Kapitel 8 „Entwicklungsstörungen" verschlüsselt. Es handelt sich hierbei um komplexe, neurobiologisch bedingte Krankheitsbilder, die bei den betroffenen Personen zu einer massiven Beeinträchtigung in allen Lebensqualitäten und erheblichen psychosozialen Belastungen führen. Die wesentlichen Kernsymptome dieser Störungen sind qualitative Beeinträchtigungen im Bereich der sozialen Interaktion und der Kommunikation sowie eingeschränkte, sich wiederholende und stereotype Verhaltensmuster, Interessen und Aktivitäten. Die Kategorie der tief greifenden Entwicklungsstörungen umfasst verschiedene Subgruppen. Entsprechend dem aktuellen Forschungsstand werden der frühkindliche Autismus (F84.0), der atypische Autismus (F84.1) und das Asperger-Syndrom (F84.5) unter dem Begriff Autismus-Spektrum-Störungen (ASS) zusammengefasst und somit von den anderen tief greifenden Entwicklungsstörungen wie dem Rett-Syndrom (F84.2), der desintegrativen Störung (F84.3) oder der überaktiven Störung mit Intelligenzminderung und Bewegungsstereotypien (F84.4) abgegrenzt [1].

Tief greifende Entwicklungsstörungen verlaufen chronisch und sind nicht heilbar. Therapieansätze zielen darauf ab, die Beeinträchtigung des einzelnen betroffenen Menschen möglichst gering zu halten bzw. zu verringern. Dabei ist es von entscheidender Bedeutung, dass Förderung und Therapie so früh wie möglich beginnen, damit mögliche Anpassungsstörungen gar nicht erst eintreten oder durch entsprechende Therapien minimiert werden können. Somit wird die Prognose dieser Kinder entscheidend durch das Alter bei Diagnosestellung beeinflusst [2].

Innerhalb der Gruppe der tief greifenden Entwicklungsstörungen sind die Autismus-Spektrum-Störungen (ASS) am besten untersucht. Verschiedene Studien, die sich auf retrospektive Elternbefragungen stützen, haben nachgewiesen, dass das Alter bei Beginn der Störung für die Kategorie des frühkindlichen Autismus (F84.0) im Durchschnitt zwischen dem 16. und 20. Lebensmonat liegt. Bei mehr als der Hälfte der Kinder werden erste Symptome bereits im ersten Lebensjahr beschrieben, bei 95 % der Kinder werden deutliche Auffälligkeiten bis zum Ende des zweiten Lebensjahres festgestellt. Nur bei wenigen Kindern sind erste Auffälligkeiten erst im dritten Lebensjahr festzustellen [3, 4, 5]. Eltern von Kindern mit einem Asperger-Syndrom berichten in der Regel über erste Auffälligkeiten im dritten oder vierten Lebensjahr [6].

Das Erscheinungsbild der autistischen Störungen ist im ersten Lebensjahr häufig unspezifisch: exzessives Schreiverhalten, Schlaf- und Essstörungen können im Vordergrund der Problematik stehen. Von Eltern wie Fachleuten werden diese Auffälligkeiten zunächst eher körperlichen Erkrankungen, spezifischen Ereignissen oder Persönlichkeitseigenschaften zugeschrieben, als Entwicklungsvarianten oder im Kontext einer anderen Entwicklungsstörung interpretiert. Für die klinische Praxis bedeuten sie in jedem Fall erhöhte Wachsamkeit und regelmäßige, entwicklungsbegleitende Kontrollen [7].

Zwischen dem 18. Lebensmonat und dem 3. Lebensjahr werden die Auffälligkeiten im sozial-kommunikativen Bereich in Form von Zurückgezogenheit und geringer emotionaler Ansprechbarkeit deutlich erkennbar. Es gelingt Kindern mit autistischen Störungen kaum, gezielt die Aufmerksamkeit anderer Personen auf sich, einen Gegenstand oder ein Ereignis zu lenken. Gemeinsame Aufmerksamkeit (joint attention) wird maßgeblich durch nonverbale Kommunikationsaspekte wie Blickkontakt zum Gegenüber, Leiten bzw. Folgen der Blickrichtung oder einer Geste gelenkt [8]. Besonders, wenn das Kind seinem Gegenüber ein Objekt zeigt (protodeklarative gemeinsame Aufmerksamkeit), ist dies ein Ausdruck sozialer Initiative und Orientierung, welche die Sprachentwicklung, die soziale Interaktion und möglicherweise die Entwicklung einer „theory of mind“ unterstützt [9]. Auch die Beobachtung der Spielentwicklung bzw. der Defizite im Spielverhalten spielt bei der diagnostischen Einschätzung von Kindern im Vorschulalter eine wesentliche Rolle. Das Spiel beschränkt sich oft auf wenige Gegenstände oder ist auf bestimmte Teilaspekte oder spezifische Eigenschaften von Objekten fokussiert. Die Art des Explorierens ist meist einfach, zeigt wenig Variation und kann von der üblichen Benutzungsform des Gegenstandes erheblich abweichen. Es fallen oft frühe sensomotorische Explorationsformen wie Beriechen, Lecken oder rhythmisches Drehen, Kreiseln oder Klopfen ohne Variation oder Innehalten auf [10, 11]. Die Kinder entwickeln manchmal Vorlieben für bestimmte Gegenstände, Materialeigenschaften oder Teile bzw. Bewegungen des eigenen Körpers: so erzeugt die Betrachtung sich drehender Kreisel intensive Erregung, begleitet von Hände Wedeln und stereotypen Lautäußerungen [10]. Auffälligkeiten und Einschränkungen im funktionellen Spiel treten vorwiegend in freien Spielsituationen auf und sind unter pädagogischer Anleitung und Strukturierung vor allem bei autistischen Kindern mit höherem Funktionsniveau nicht in dieser charakteristischen Weise zu beobachten. Ähnliches trifft auch für die Abweichungen im Symbolspiel zu. Kinder mit ASS mit einem gutem Funktionsniveau und einem Entwicklungsalter von mindestens 24 Monaten können in strukturierten Situationen ein einfaches Symbolspiel gestalten, bestehend aus konkreten und bereits erlebten Handlungen [12]. Die für die Gestaltung von Symbol- und Rollenspielen erforderliche Fähigkeit, sich in das Denken und Fühlen anderer Menschen hineinzuversetzen und deren Handlungsweise vorauszusehen, wird von Kindern mit einer autistischen Störung erst sehr viel später als von unauffälligen Kindern erworben und ist nur eingeschränkt vorhanden [13, 14].

Das Spielverhalten sowie die Fähigkeit zur „joint attention" sind in der Kleinkindzeit die wichtigsten Verhaltensweisen, die zur diagnostischen Einschätzung einer autistischen Störung verwendet werden. In diesem Zeitraum ist die Verdachtsdiagnose einer ASS möglich. Sie bedarf jedoch der klinischen Überprüfung und Absicherung im Alter zwischen 4–5 Jahren durch den Einsatz valider standardisierter Untersuchungsinstrumente [15, 16, 17, 18, 19]. Trotz dieses sehr frühen Beginns wird die Diagnose oft sehr viel später gestellt. Bei den Kindern mit der Diagnose eines frühkindlichen Autismus vom Kanner-Typ (frühkindlicher Autismus mit Intelligenzminderung) wird die Diagnose meist um das 6. Lebensjahr herum, bei den Kindern mit der Diagnose eines Asperger-Syndroms wird die Diagnose noch später gestellt, um das 11. Lebensjahr [6].

Untersuchungen in der Versorgungsregion Oberbayern

In der Spezialabteilung für Autismus und Entwicklungsstörungen des Heckscher-Klinikums werden Kinder mit schweren Entwicklungsstörungen, meist in Kombination mit Verhaltensauffälligkeiten, vorgestellt. In einer Studie an allen Kindern und Jugendlichen, die zwischen 2000 und 2007 in der Ambulanz vorgestellt wurden und bei denen anhand der ICD-10-Kriterien die Diagnose einer tief greifenden Entwicklungsstörung gestellt wurde, sind verschiedene Parameter erhoben worden [20, 21, 22]. Neben dem Alter bei Beginn der Auffälligkeiten und dem Alter bei der Diagnosestellung, wurden psychiatrische und neurologische Komorbiditäten erfasst sowie das Intelligenzniveau der Patienten. Die wichtigsten

Tabelle I.

Merkmale der Stichprobe (n = 601)	
Geschlechtsverhältnis Jungen:Mädchen	476:125
Durchschnittsalter bei Diagnosestellung Altersspanne	6,7 Jahre 2,1 bis 29,2 Jahre
Wohnsituation: Eltern/Heim/selbstständig	522/73/6
Soziale Schicht: Oberschicht/Mittelschicht/Unterschicht	110/364/106
Autismus-Spektrum-Störung n = 579	
Frühkindlicher Autismus (F84.0) Jungen : Mädchen = 362:102	464 (77,2 %)
Atypischer Autismus (F84.1) Jungen : Mädchen = 28:7	35 (5, 8 %)
Asperger-Syndrom (F84.5) Jungen : Mädchen = 73:7	80 (13, 3 %)
Weitere tief greifende Entwicklungsstörungen n = 22	
Rett-Syndrom (F84.2) Jungen : Mädchen = 0:6	6 (1 %)
Desintegrative Störung (F84.3) Jungen : Mädchen = 4:2	6 (1 %)
Überaktive Störung mit Intelligenzminderung (F84.4) Jungen : Mädchen = 9:1	10 (1,7 %)

Merkmale der Patientenstichprobe sind in Tabelle I zusammengefasst. Die größte Anzahl der Patienten (n = 579) sind der Gruppe der Autismus-Spektrum-Störungen zuzuordnen (F84.0, F84.1, F84.5). Es sind deutlich mehr Jungen als Mädchen betroffen.

Das Intelligenzniveau innerhalb der Kategorie der tief greifenden Entwicklungsstörungen

Für alle Patienten wurde anhand von standardisierten Entwicklungstests das Intelligenzniveau bestimmt. Es zeigte sich, dass innerhalb der Gruppe der Autismus-Spektrum-Störungen etwa 27 % der Betroffenen über eine durchschnittliche bis überdurchschnittliche intellektuelle Leistungsfähigkeit verfügen. 15 % der Kinder und Jugendlichen haben eine Lernbehinderung, während 58 % des Kollektivs dem Bereich der Intelligenzminderung zuzuordnen

Tabelle II. Intelligenzverteilung innerhalb der Kategorie „tief greifende Entwicklungsstörung" und innerhalb der Autismus-Spektrum-Störungen.

Intelligenzniveau	n (%)	Jungen : Mädchen
Tief greifende Entwicklungsstörungen (n = 601)		
Überdurchschnittlich (> 115)	19 (3,2)	18 : 1
Durchschnittlich (85–115)	139 (23,1)	126 : 13
Niedrige Intelligenz (70–84)	86 (14,3)	69 : 17
Leichte Intelligenzminderung (50–69)	178 (29,6)	145 : 33
Mittelgradige Intelligenzminderung (35–49)	117 (19,5)	81 : 36
Schwere bis schwerste Intelligenzminderung (< 34)	62 (10,3)	37 : 25
Autismus-Spektrum-Störungen (n = 579)		
Überdurchschnittlich (> 115)	19 (3,3)	18 : 1
Durchschnittlich (85–115)	139 (24)	126 : 13
Niedrige Intelligenz (70–84)	86 (14,8)	69 : 17
Leichte Intelligenzminderung (50–69)	176 (30,4)	144 : 32
Mittelgradige Intelligenzminderung (35–49)	108 (18,7)	78 : 30
Schwere bis schwerste Intelligenzminderung (< 34)	51 (8,8)	30 : 21

sind. Bei den Patienten mit einer normalen intellektuellen Leistungsfähigkeit sind proportional noch mehr Jungen betroffen als bei Patienten mit einer schwereren Form der Intelligenzminderung.

Alter bei den ersten Symptomen

Die größte Subgruppe bei den Autismus-Spektrum-Störungen sind Kinder mit einer frühkindlichen autistischen Störung. Für diese Gruppe berichten Eltern über das Auftreten von Auffälligkeiten im durchschnittlichen Alter von 15 Monaten. Auch bei Kindern mit einer überaktiven Störung finden sich die ersten Auffälligkeiten im diesem Alter. Nur Kinder mit einem Rett-Syndrom werden noch früher als auffällig beschrieben. Kinder mit einem Asperger-Syndrom werden in der Regel 12 Lebensmonate später im Durchschnittsalter von 27 Monaten als auffällig eingestuft [23].

Alter bei Diagnosestellung

Außer beim Rett-Syndrom wird die Diagnose in der Regel erst im Alter von sechs Jahren gestellt. Bei Kindern mit einem Asperger-Syndrom liegt das Durchschnittsalter bei Diagnosestellung bei neun Jahren. Die Unterschiede zwischen den Gruppen sind signifikant [23].

Sowohl beim Asperger-Syndrom als auch bei der atypischen autistischen Störung ergibt sich somit ein sehr langes Intervall von mehr als 6 Jahren zwischen dem Auftreten der ersten Auffälligkeiten und der endgültigen diagnostischen Einstellung. Dies bedeutet für Familien einen manchmal frustrierenden und langen Gang durch verschiedene Institutionen, um eine Erklärung für die eigenartigen Verhaltensweisen ihrer Kinder zu erlangen. Der Beginn einer störungsspezifischen Autismustherapie wird dadurch deutlich verzögert. Die Gründe für diese späte diagnostische Zuordnung sind verschieden.

- Kinder mit Autismus-Spektrum-Störungen sind in der Regel gesunde Kinder, bei denen die Eltern Auffälligkeiten erst schrittweise registrieren, entlang dem Verlauf der kindlichen Entwicklung des Spiel-, Kontakt- und Kommunikationsverhaltens. Gerade bei Kindern mit einer normalen Sprach- und kognitiven Entwicklung sind die ersten Anzeichen von Auffälligkeiten in der sozialen Kommunikation oft subtil. Sie verunsichern die Eltern, es erfolgt aber nicht immer eine Abklärung, da viele Grenzsteine der Entwicklung altersentsprechend erreicht werden.
- Autismus-Spektrum-Störungen sind sehr komplexe Störungen. Neben der Kernsymptomatik können vielfältige komorbide psychische oder neurologische Störungen vorliegen, die zunächst im Vordergrund stehen und die Kernsymptome verdecken (diagnostic overshadowing). So wird bei Kindern mit frühen Epilepsien, die oft mit einer erheblichen Entwicklungsretardierung verbunden sind, zuerst die neurologische Problematik erkannt und behandelt und erst im zweiten Schritt eine genaue Einordnung der Verhaltensproblematik vorgenommen.
- Die Komplexität und die Variabilität des Phänotyps sind in der Primärversorgung unzureichend bekannt. Die qualitativen Abweichungen in der sozialen Kommunikation und Kognition werden gerade bei Menschen mit einem Asperger-Syndrom übersehen und nicht selten als hyperkinetische Störung oder gar als Störung des Sozialverhaltens bewertet.

Komorbiditäten und differenzialdiagnostische Abgrenzung bei Autismus-Spektrum-Störungen

Der Phänotyp der Autismus-Spektrum-Störungen ist heterogen. Neben den Kernsymptomen können vielfältige Zusatzprobleme das klinische Bild prägen und somit die differenzialdiagnostische Abgrenzung von autistischen Störungen gegenüber anderen Störungsbildern erschweren [20, 21]. Die wichtigsten komorbiden Störungen sind in Abbildung 1 dargestellt.

Die häufigsten psychiatrischen komorbiden Störungen im Kindesalter sind Aktivitäts- und Aufmerksamkeitsstörungen, oppositionelle Störungen oder Störungen des Sozialverhaltens. Dazu kommen auch Ängste in Form von isolierten Phobien. Bei Jugendlichen mit einer autistischen Störung auf einem hohen Funktionsniveau können sich nach der Pubertät oft erhebliche depressive Verstimmungen entwickeln, die auch in Zusammenhang mit einer zunehmenden Bewusstheit für die Störung und ihre Implikationen im Sinne einer sozialen Isolation zu sehen sind [24, 25, 26, 27]. Bei Patienten mit einer Intelligenzminderung findet sich überzufällig häufig aggressives und autoaggressives Verhalten [20].

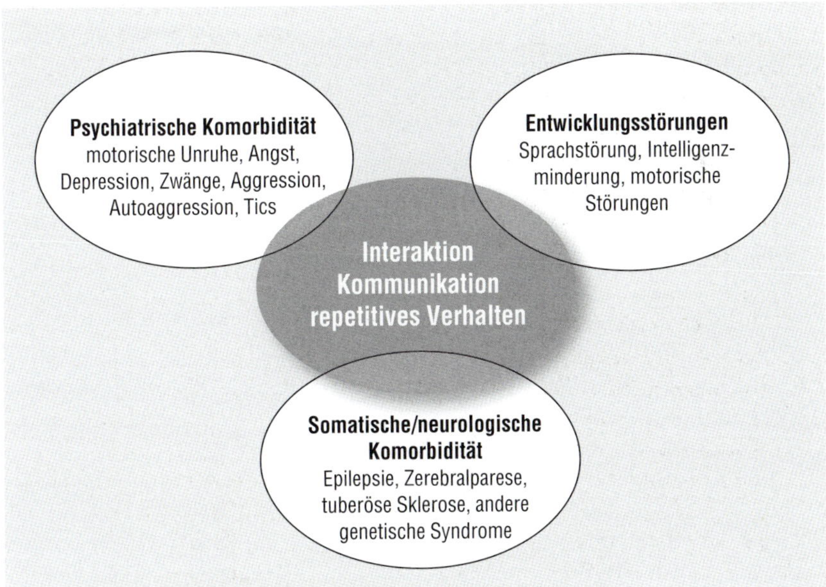

Abbildung 1. Komorbiditäten bei Autismus-Spektrum-Störungen.

Tabelle III. Diagnostische Kriterien der schizoiden Persönlichkeitsstörung.

Unvermögen zum Erleben von Freude
Emotionale Kühle, Absonderung oder flache Affektivität
Schwache Reaktion auf Lob oder Kritik
Wenig Interesse an sexuellen Erfahrungen mit einer anderen Person
Übermäßige Vorliebe für Phantasie, einzelgängerisches Verhalten und in sich gekehrte Zurückhaltung
Mangel an engen, vertrauensvollen Beziehungen
Deutliche Mängel im Erkennen und Befolgen gesellschaftlicher Regeln, mit der Folge von exzentrischem Verhalten

Im späteren Jugendalter ist die Abgrenzung zu beginnenden Persönlichkeitsakzentuierungen v. a. im Sinne einer schizoiden Persönlichkeitsstörung (F60.1) schwierig. Die ist gekennzeichnet durch einen Rückzug von affektiven und sozialen Kontakten mit einzelgängerischem Verhalten. Die wichtigsten Kriterien sind in Tabelle III zusammengefasst.

Gemäß der ICD-10 wird eine Persönlichkeitsstörung (F60) diagnostiziert, wenn bei einem Individuum rigide und wenig angepasste Verhaltensweisen vorliegen, die eine hohe zeitliche Stabilität aufweisen, situationsübergreifend auftreten und zu persönlichem Leid und/oder gestörter sozialer Funktionsfähigkeit führen. Sie beginnen in der Kindheit und Jugend, nehmen eine lebenslange Entwicklung und manifestieren sich in typischer Form auf Dauer im Jugendalter und frühen Erwachsenenalter. Laut ICD-10 ist die Diagnose einer Persönlichkeitsstörung vor Abschluss der Pubertät wahrscheinlich unangemessen.

Das Vorliegen einer Störung aus dem autistischen Spektrum sollte als Risikofaktor für das Vorliegen von weiteren Entwicklungsstörungen gewertet werden. Die häufigste assoziierte Entwicklungsstörung ist die Intelligenzminderung.

Die Intelligenzminderung ist eine sich in der Entwicklung manifestierende, stehen gebliebene oder unvollständige Entwicklung der geistigen Funktionen, mit besonderer Beeinträchtigung von Fertigkeiten, die zum Intelligenzniveau beitragen, z. B. Kognition, Sprache, motorische und soziale Fähigkeiten. Es wird zwischen leichteren und schwereren Formen der Intelligenzminderung unterschieden. Bei den leichteren Formen der Intelligenzminderung ist die soziale Funktionsfähigkeit leicht eingeschränkt, Kulturtechniken können etwa bis zum Niveau der dritten Grundschulklasse erlernt werden und eine gewisse Selbstständigkeit, im Sinne des Ausübens einer einfachen Berufstätigkeit, ist oft möglich. Vielfach ist aber schon in dieser Gruppe die längerfristige Betreuung in einer beschützenden Werkstatt erforderlich. In der Gruppe der schwereren Intelligenzminderungen (F71, F72, F73) ist die soziale Funktionsfähigkeit deutlich eingeschränkt, Kulturtechniken werden nicht erlernt, die Selbstständigkeit im Alltag ist reduziert und eine Unterbringung in einer Institution ist längerfristig notwendig.

Der frühkindliche Autismus und der atypische Autismus treten häufig zusammen mit einer Intelligenzminderung auf, während beim Asperger-Syndrom nach der Definition in der ICD-10 die Intelligenz im Normbereich (IQ > 70) liegt. Die Intelligenzbegabung von Menschen mit autistischen Störungen ist in vielen Studien relativ gut dokumentiert. Während man früher davon ausging, dass bei mindestens 75 % aller Kinder mit einer autistischen Störung auch eine Intelligenzminderung vorliegt, weisen neuere epidemiologische Studien bei Menschen mit ASS eine breitere Variation und optimistischere Beurteilung der Intelligenz aus. Die Häufigkeit eines IQ > 70 variiert in den einzelnen Studien für die Autismus-Spektrum-Störung (ASS) zwischen 0 und 60 % [28, 29, 30]. Nach einer Metaanalyse von *Fombonne* wird der Anteil der Menschen mit ASS ohne zusätzliche Intelligenzstörung im Mittel mit 30 % angegeben. 30 % der Probanden weisen eine leichte (IQ 50–69) bis mittelgradige (IQ 35–49), 40 % eine schwere (IQ 20–34) bis schwerste (IQ unter 20) Intelligenzminderung auf [31].

Weitere relevante komorbide Entwicklungsprobleme sind motorische Störungen und Sprachdefizite. Vor allem im Kindesalter ist die Abgrenzung zwischen dem frühkindlichen Autismus auf hohem Funktionsniveau und den schweren Formen der rezeptiven Sprachstörungen nicht immer einfach. Sowohl tief greifende Entwicklungsstörungen als auch umschriebene rezeptive Sprachentwicklungsstörungen sind Störungen, die in der frühen Kindheit beginnen und die Kommunikation, die soziale Interaktion sowie die schulische Ausbildung und berufliche Integration der betroffenen Kinder deutlich beeinträchtigen.

In mehreren Arbeiten beschrieben *Howlin* und Mitarbeiter [32] den Entwicklungsverlauf einer Gruppe von Kindern mit einem frühkindlichen Autismus und einer parallelisierten Gruppe von Kindern mit schweren rezeptiven Sprachentwicklungsstörungen. Die Ergebnisse dieser Studien zeigten, dass, obwohl die autistischen Kinder ausgeprägtere Sprachprobleme und mehr soziale Schwierigkeiten hatten als die Kinder mit rezeptiven Sprachentwicklungsstörungen, auch die rezeptiv gestörten Kinder gestörte soziale Beziehungen zeigten. Die Defizite im Bereich der Sprache, der Kommunikation und der sozialen Interaktion waren für die autistischen Probanden über die Jahre sehr stabil, konnten aber auch bei einem Großteil der Kinder mit einer rezeptiven Sprachstörung bis ins Erwachsenenalter festgestellt werden. Die Autoren stellten die Hypothese auf, dass die sozioemotionalen Probleme der Kinder mit einer rezeptiven Sprachstörung als Kernsymptom zu werten sind und nicht reaktiv auf die Sprachbehinderung auftreten [32, 33].

Nachdem sowohl Sprach- und Kommunikationsschwierigkeiten als auch Probleme in der sozialen Interaktion zentrale Merkmale von autistischen Kindern und rezeptiv sprachgestörten Kindern sind, ist die genaue Erfassung und Bewertung dieser Fertigkeiten ein essenzieller Teil der diagnostischen Abklärung beider Störungsgruppen. Im diagnostischen Prozess spielen anamnestische Angaben und die direkte Beobachtung/Exploration des Kindes sowie standardisierte neuropsychologische Untersuchungen der Sprache und der Intelligenz eine große Rolle. In der Kleinkindzeit kann die Abgrenzung zwischen autistischen Störungen und rezeptiven Sprachstörungen schwierig sein. Im Grundschulalter sind die Störungen im sozialen Bereich, insbesondere in der Qualität der sozialen Kommunikation bei autistischen Kindern meist so eindeutig, dass die Abgrenzung keine größeren Probleme bereitet. Kinder mit einer rezeptiven Sprachstörung zeigen meist eine intakte nonverbale Kommunikation. Gelegentlich sind Sonderinteressen vorhanden, die aber im Vergleich zu den Sonderinteressen der Personen mit autistischen Störungen weniger starr oder zwanghaft sind [34, 35]. Die wichtigsten Merkmale, die zur Abgrenzung einer umschriebenen rezeptiven Sprachentwicklungsstörung und einer ASS herangezogen werden können, sind in Tabelle IV zusammengefasst.

Die häufigste assoziierte somatisch-neurologische Erkrankung bei Menschen mit autistischen Störungen ist die Epilepsie. Das Auftreten einer Epilepsie bei Menschen mit ASS hat in der Altersabhängigkeit zwei Häufigkeitsgipfel, einen im Kleinkindalter zwischen dem 3. und 5. Lebensjahr und einen zweiten in der Adoleszenz und im jungen Erwachsenenalter [36]. Werden nun in einer Stichprobe nur Kinder erfasst, wird die Prävalenz unterschätzt. Bei Erwachsenen mit ASS wird das kumulative Epilepsie-Risiko im Schnitt auf 20–35 % geschätzt [37]. Die Wahrscheinlichkeit des Auftretens einer Epilepsie steht auch in Abhängigkeit von der klassifizierten Untergruppe im autistischen Spektrum. Die niedrigste Prävalenzrate wird mit 4 % für Menschen mit einem hochfunktionalen Autismus angegeben, die höchste mit 77 % bei desintegrativen Störungen des Kindesalters [38, 39, 40].

Tabelle IV. Abgrenzung Autismus-Spektrum-Störung und rezeptive Sprachstörung.

Merkmale	Autismus-Spektrum-Störung (Asperger und high-functioning)	Umschriebene rezeptive Sprachstörung
Sprachliches Ausdrucksniveau	Eher höher und flüssig, komplexere Satzstruktur vorhanden, Wortschatz differenziert im Bereich Spezialinteressen	Oft niedrig, nur einfache Hauptsätze, Wortschatz reduziert, grammatikalische Defizite auch im späteren Alter deutlich erkennbar, Wortfindungsstörungen
Wechselseitige Konversation	Logorrhö, Schwierigkeiten beim Turn taking, kein Eingehen auf Gesprächspartner, eher monologisierend	Selten Logorrhö, spärliche Konversation, Turn taking wird verstanden, Eingehen auf Gesprächspartner möglich
Gesprächsthemen	Oft orientiert an den Sonderinteressen, Ausweichen bei sozioemotionalen Fragen oder Themen	Größere Flexibilität im Gespräch, keine eindeutige Fixierung auf Themen, mehr Offenheit für sozioemotionale Fragen
Echolalie	Oft, auch verzögert	Nur gelegentlich
Floskelsätze, pedantische Sprache, eigenartige Intonation	Fast immer vorhanden, mechanische Sprechweise, redet wie im Buch	Selten vorhanden, gelegentlich monotone Sprechweise
Ich-Du-Verwechselungen	Häufig, vor allem in der Vorschulzeit	Eher selten
Blickkontakt	Vorhanden, jedoch reduziert, oft starr und sozial wenig moduliert, nicht bindend	Unauffällig, rückversichernder Blickkontakt wird intensiv eingefordert zur Absicherung in der sozialen Situation
Mimik und Gestik	Die Mimik ist meist deutlich reduziert und nicht passend zu den Inhalten. Körpersprache oft steif und wenig zugewandt, reduzierte Gestik	Bei jüngeren Kindern unauffällig, oft ausgeprägt vorhanden als Kompensationsmechanismus. Bei Jugendlichen mit gehemmter Persönlichkeitsentwicklung deutliche Reduktion in der Psychomotorik

Auch unabhängig vom Vorliegen einer autistischen Störung zeigt sich in epidemiologischen Studien ein deutlich erhöhtes Risiko, eine Epilepsie zu entwickeln, bei Menschen mit Intelligenzminderung, Zerebralparese oder anderen Entwicklungsstörungen spezifischer Ätiologie (z. B. genetisch bedingten Retardierungssyndromen, Tuberöse Sklerose u. a.). Die Prävalenz für das Auftreten einer Epilepsie wird bei Menschen mit ASS in den genannten Komorbiditäten mit durchschnittlich 42 % angegeben [37], wogegen das Risiko,

Anfälle zu entwickeln, bei Kindern aus dem autistischen Spektrum nur mit 6–8 % beziffert wird, wenn sie keine dieser kritischen Begleitsymptome und keine positive Familienanamnese für eine Epilepsie aufweisen [37, 38, 41].

Zusammenfassung

Die Einschätzung von Kindern mit komplexen Entwicklungsstörungen ist nicht einfach und muss alle Aspekte, die im multiaxialen Klassifikationsschema vorgesehen sind, berücksichtigen. Die zentralen Teile der Untersuchung sind die Anamnese und die Beobachtung des Kindes, gefolgt von der psychometrischen Evaluation der Intelligenz sowie der Sprache und der Kommunikation und der kompletten neurologischen Abklärung des Patienten.

In der Anamnese ist der Einsatz von autismusspezifischen Verfahren (ADI-R) eine große Hilfe. Studien haben nachgewiesen, dass eine zuverlässige Unterscheidung zwischen Kindern mit einer autistischen Störung und Kindern mit einer Intelligenzminderung, einer Sprachstörung oder einer Störung des Sozialverhaltens möglich ist [16, 19]. Von besonderer Bedeutung ist das Erfragen der sozialen Kommunikation im frühen Alter: Reaktion auf Anlächeln, Lautspiele in kommunikativer Absicht, das Interesse an Personen, das Erstellen und Reagieren auf gemeinsame, geteilte Aufmerksamkeit, das Spielverhalten und das Verständnis von Sprache als Kommunikationsmittel sind wichtige Punkte, die – falls in diesen Bereichen Auffälligkeiten auftreten – auf eine autistische Störung hinweisen können.

In der Untersuchungssituation wird besonders auf die interaktiven Fähigkeiten des Kindes geachtet und auf ein adäquates soziales Situationsverständnis. So wird die Reaktion des Kindes auf z. B. ungewöhnliche oder lustige Abbildungen beobachtet. Mimik, Lautäußerungen und Intonation geben oft Aufschluss darüber, ob Kinder die wichtigen Elemente eines Bildes oder einer Geschichte erfasst haben. Auch hier gibt es autismusspezifische Instrumente (ADOS-G), die mittels strukturierter Spielsituationen eine gezielte Beobachtung ermöglichen [17, 18].

Die neurologische und humangenetische Untersuchung der Kinder mit schweren Entwicklungsstörungen kann helfen, Ursachen bzw. Syndrome, die für die Symptomatik verantwortlich sind, zu identifizieren. Bei autistischen Kindern findet man in der Regel in 5 bis 10 % der Fälle ein genetisches Syndrom als Ursache, bei einer geistigen Behinderung in 40 bis 50 % der Fälle. Die Identifikation eines Syndroms kann zum Verzicht auf weitere möglicherweise belastende Untersuchungen für das Kind und seine Familie führen und die Beratung der Eltern bei ihrer Familienplanung unterstützen. Nicht zuletzt bedeutet es oft für Eltern eine erhebliche Entlastung, wenn eine Ursache gefunden werden kann und somit auch Schuldgefühle gemildert werden können. Das Wissen über mögliche körperlich-neurologische Probleme, die bei bestimmten Syndromen häufig vorhanden sind (z. B. Epilepsien, orthopädische Probleme beim Rett-Syndrom) hilft auch in der Planung, welche Befunde regelmäßig erhoben bzw. kontrolliert werden müssen.

Die Feststellung einer autistischen Störung hat für die Behandlung des Kindes eine hohe Bedeutung. In den Funktionstherapien müssen die Besonderheiten der Kinder mit autistischen Störungen speziell berücksichtigt werden. Es reicht z. B. nicht aus, in der Sprachtherapie Wortschatz aufzubauen, viel wesentlicher ist das Arbeiten an dem Verständnis für Sprache als Kommunikationsmittel durch die Etablierung von Aktions-/Reaktionsketten („ich sage etwas, dann bekomme ich etwas, was mir wichtig ist"). Auch die Bearbeitung der lebenslangen Behinderung und der damit einhergehenden Belastung für die Familien wird erst möglich, wenn Klarheit über die Diagnose besteht und wichtige Themen somit auch angesprochen werden können.

Literatur

1 Dilling H, Mombour W, Schmidt M, Weltgesundheitsorganisation (Hrgs) (1991) Internationale Klassifikation psychischer Störungen, ICD 10 Kapitel V. Klinisch-diagnostische Leitlinien. Huber, Göttingen

2 Howlin P (1997) Prognosis in autism: do specialist treatments affect long-term outcome. European Journal of Child and Adolescent Psychiatry 6: 55–72

3 De Giacomo A, Fombonne E (1998) Parental recognition of developmental abnormalties in autism. European Journal of Child and Adolescent Psychiatry 7: 13–136

4 Filipek P, Accardo P, Baranek G et al (1999) The screening and diagnosis of autistic spectrum disorder. Journal of Autism and Developmental Disorders 29: 439–484

5 Volkmar F, Klin A (2005) Issues in the classification of autism and related conditions. In: Volkmar F, Paul R, Klin A, Cohen D (eds) Handbook of autism and pervasive developmental disorders. Wiley, New Jersey, Vol 1, 5–41

6 Howlin P, Asgahrain A (1999) The diagnosis of autism and Asperger syndrome: findings from a survey of 770 families. Developmental Medicine and Child Neurology 41: 834–839

7 Werner E, Dawson G, Osterling J et al (2000) recognition of autism spectrum disorder before one year of age: a retrospective study based on home videotapes. Journal of Autism and Developmental Disorders 30: 157–162

8 Bruinsma Y, Koegel E, Koegel L (2004) Joint attention and children with autism: a review of the literature. Mental Retardardation and Developmental Disabilites Research Review 10: 169–175

9 Koegel L (2000) Interventions to facilitate communication in autism. Journal of Autism and Developmental Disorders 30: 383–391
10 Dominguez A, Ziviani J, Rodger S (2006) Play behaviors and play object preferences of young children with autistic disorder in a clinical play environment. Autism 10: 53–69
11 Williams E (2003) A comparative review of early forms of object-directed play in parent-infant-play in typical infants an young children with autism. Autism 7: 361–377
12 Rutherford M, Young G, Hepburn S et al (2007) A longitudinal study of pretend play in autism. Journal of Autism and Developmental Disorders 37: 1024–1039
13 Happe FG (1995) The role of age and verbal ability in the theory of mind task performance of subjects with autism. Child Development 66: 843–855
14 Stanley G, Konstantareas M (2007) Symbolic play in children with autism spectrum disorder. Journal of Autism and Developmental Disorders 37: 1215–1223
15 Kaye J, del Mar Merelo-Montes M, Jick H (2001) Mumps, measles, an drubella vaccine and the incidence of autism recorded by general practioners: a time trend analysis. British Medical Journal 322: 460–463
16 Lord C, Rutter M, Le Couteur A (1994) Autism diagnostic interview revised: A revised version of a diagnostic interview for caregivers of individuals with possible pervasive developmental disorders. Journal of Autism and Developmental Disorders 24: 659–685
17 Lord C, Risi S, Lambrecht L et al. (2000) The autism diagnostic observation schedule generic: A standard measure of social and communication deficits associated with the spectrum of autism. Journal of Autism and Developmental Disorders 30: 205–22
18 Rühl D, Bölte S, Feineis-Matthew S (2004) Diagnostische Beobachtungsskala für Autistische Störungen (ADOS). Huber, Bern
19 Bölte S, Rühl D, Schmötzer G et al (2006) ADI-R Diagnostisches Interview für Autismus – Revidiert. Huber, Bern
20 Noterdaeme M, Wriedt E (2009) Begleitsymptomatik bei tief greifenden Entwicklungsstörungen: I. Intelligenzminderung und psychiatrische Komorbidität. Zeitschrift für Kinder- und Jugendpsychiatrie und Psychotherapie (angenommen)
21 Noterdaeme M, Hutzelmeyer-Nickels A (2009) Begleitsymptomatik bei tief greifenden Entwicklungsstörungen: II. Genetische Syndrome und neurologische Begleiterscheinungen. Zeitschrift für Kinder- und Jugendpsychiatrie und Psychotherapie (angenommen)
22 Noterdaeme M, Hutzelmeyer-Nickels A (2009) Early symptoms in pervasive developmental disorders. Autism (eingereicht)
23 Noterdaeme M (2009) Früherkennung und Frühdiagnostik tief greifender Entwicklungsstörungen: Wo ist das Problem? Zeitschrift für interdisziplinäre Frühförderung 2009 (angenommen)
24 Gadow K, DeVincent C, Drabick D (2008) Oppostional defiant disorder as a clinical phenotype in children autism spectrum disorder. Journal of Autism and Developmental Disorders 38:1302–1310
25 Goldstein S, Schwebach A (2004) The comorbidity of pervasive developmental disorder and attention deficit hyperactivity disorder: results of a retrospective review. Journal of Autism and Developmental Disorders 34:329–339
26 Leyfer O, Folstein S, Bacalman S et al (2006) Comorbid psychiatric disorders in children with autism: Interview development and rates of disorders. Journal of Autism and Developmental Disorders 36: 849–861

27 Kuusikko S, Pollock-Wurman R, Jussila K et al (2008) Social anxiety in high-functioning children and adolescents with autism and Asperger syndrome. Journal of Autism and Developmental Disorders

28 Baird G, Chairman T, Baron-Cohen S et al (2000) A screening instrument for autism at 18 month of age: a 6 year follow-up study. Journal of the American Academy of Child and Adolescent Psychiatry 39: 694–702

29 Chakrabarti S, Fombonne E (2001) Pervasive developmental disorders in preschool children. Journal of the American Medical Association 285: 3093–3099

30 Charman T (2002) The prevalence of autism spectrum disorders. Recent evidence and future challenges. European Journal of Child and Adolescent Psychiatry 11: 249–56

31 Fombonne E (2003) Epidemiological surveys of autism and other pervasive developmental disorders: an update. Journal of Autism and Developmental Disorders 33: 365–382

32 Howlin P, Mawhood L, Rutter M (2000) Autism and developmental receptive language disorder: a follow up comparison in early adult life. II. Social, behavioural and psychiatric outcomes. Journal of Child Psychology and Psychiatry 41: 561–578

33 Mawhood L, Howlin P, Rutter M (2000) Autism and developmental receptive language disorder: a comparative follow up in early adult life. I. Cognitive and language outcomes. Journal of Child Psychology and Psychiatry 41: 547–559

34 Noterdaeme M, Mildenberger K, Sitter S, Amorosa H (2002) Parent information and direct observation in the diagnosis of pervasive and specific developmental disorders. Autism 6: 159–168

35 Noterdaeme M, Sitter S, Mildenberger K, Amorosa H (2000) Diagnostic assessment of communicative and interactive behaviours in children with autism and receptive language disorders. European Journal of Child and Adolescent Psychiatry 9: 295–300

36 Tuchman RF, Rapin I (2002) Epilepsy in autism. Lancet Neurol 1:352–358

37 Tuchman RF, Rapin I, Shinnar S (1991) Autistic and dysphasic children. II. Epilepsy. Pediatrics 88: 1219–1225

38 Amiet C, Gourfinkel-An I, Bouzamondo A et al (2008) Epilepsy in autism is associated with intellectual disability and gender: evidence from a meta-analysis. Biological Psychiatry 64: 577–582

39 Steffenburg S, Steffenburg U, Gillberg C (2003) Autism spectrum disorders in children with active epilepsy and learning disability. Comorbidity, pre- and perinatal background, and seizure characteristic. Developmental Medicine and Child Neurology 45: 724–730

40 Mouridsen SE, Rich B, Isager T (1999) Epilepsy in disintegrative psychosis and infantile autism: a long-term validation study. Developmental Medicine and Child Neurology 41: 110–114

41 Pavone P, Incorpora G, Fiumara A et al (2004) Epilepsy is not a prominent feature of primary autism. Neuropediatrics 35: 207–210

42 Enders A, Rost I (2009) Autismus und genetische Syndrome. In: Noterdaeme M, Enders A (Hrsg) Autismus-Spektrum-Störungen: ein Lehrbuch für die Praxis. Kohlhammer, Stuttgart

„Timo lächelt mich nicht an" – Entwicklungsstörungen früh erkennen, erfassen, differenzieren

Angelika Enders

Oft spüren Eltern schon früh in der Entwicklung ihres Kindes, dass es sich anders verhält als beispielsweise seine Geschwister im vergleichbaren Alter. Sie sind in Sorge, verunsichert, suchen nach Erklärungen oder Begründungen. Verhalten sich Kinder nicht doch sehr unterschiedlich? Jedes Kind ist einzigartig und reagiert individuell auf seine Umwelt. Kann und sollte man eines mit dem anderen vergleichen? Hängt das Verhalten nicht sehr von der augenblicklichen Gestimmtheit, vom Wohlbefinden und dem Temperament ab? Am deutlichsten verunsichert fühlen sich Eltern, wenn das Kind liebevolle Zuwendung nicht adäquat beantwortet. Der Kinderarzt ist oft Ansprechpartner für solche Sorgen. Im Weiteren wird eine Antwort auf diese Fragen dann von niedergelassenen Therapeuten, Mitarbeitern in Frühförderstellen, Erziehungsberatungsstellen, sozialpädiatrischen Zentren oder Kinder- und Jugendpsychiatern erwartet.

Kriterien der Entwicklungsbeurteilung im frühen Kindesalter

Ziel der Entwicklungsbeurteilung im Kindesalter ist es, eine Aussage über Reife und Integrität des kindlichen Nervensystems treffen zu können. Da sich das Nervensystem des Kindes noch in einem sehr dynamischen Reifungs- und Differenzierungsprozess befindet, ist ein fundiertes Wissen um die normale Entwicklung und ihre Variabilität dabei grundlegende Voraussetzung. Das Erlernen der Motorik steht im Säuglingsalter oft noch sehr im Fokus der Aufmerksamkeit. Die motorische Entwicklung spiegelt jedoch nur einen Teilaspekt aus der Vielfalt der Funktionen unseres Zentralnervensystems wieder. Eine kompetente Entwicklungsbeurteilung im Kindesalter darf sich deshalb nicht auf die Beurteilung der neuromotorischen Funktionen allein beschränken, sondern muss die Prüfung sensorischer, kognitiver, kommunikativer und sozial-emotionaler Kompetenzen einschließen.

Untersuchungsverfahren zur Früherkennung neuromotorischer Risiken sind bekannt und etabliert (z. B. nach *Vojta* [1], *Prechtl* [2] oder *Amiel-Tison* [3]), beziehen aber Beurteilungskriterien zum reaktiven Verhalten auf Sinnesreize oder auf elterliche sozial-emotionale Zuwendung kaum ein. *Berry Brazelton* vermittelt dies betont in seinen „neonatal behavioral assessment scales“ [4], wo er neben einer Beurteilung der neuromotorischen Kompetenz die Fähigkeiten des Neugeborenen und Säuglings untersucht, mit Signalen aus der Umgebung zu interagieren. Im Wachzustand werden dem Säugling Gegenstände gezeigt und Stimme und Gesicht des Untersuchenden als Stimulus angeboten. Dann wird die Fähigkeit des Kindes bewertet, diese Reize zu suchen, sie zu beachten und ihnen zu folgen. Darüber hinaus werden die physiologischen Reaktionen des Kindes auf den Untersuchungsstress und damit seine Anpassungsfähigkeit an die Umgebungssituation notiert. So kann der Untersucher – während er sich bemüht, die beste Leistung des Kindes zu bewirken – auch die Kompetenz des Kindes zur Eigenregulation und Interaktion beurteilen sowie die Anforderung an die Eltern selbst erfahren und verstehen [5].

Eine valide entwicklungsneurologische Untersuchung und Beurteilung baut im Wesentlichen auf zwei Säulen:

– Meilensteine oder Grenzsteine der Entwicklung dienen als Screening-Parameter im Rahmen der Vorsorgeuntersuchungen beim Kinderarzt. Sie geben für den jeweiligen Entwicklungbereich die 50. bzw. 95. Perzentile an. Die Grenzsteine der sozial-emotionalen Kompetenz gibt exemplarisch Tabelle I wieder. Auch herkömmliche Entwicklungstests geben vorrangig Auskunft über den funktionellen Entwicklungsstand des Kindes und lassen somit im Wesentlichen einen Rückschluss über die Reife des

Tabelle I. Grenzsteine der sozial-emotionalen Kompetenz (1–36 Monate) in Relation zu den Vorsorgeuntersuchungen (U3–U7).

1 Monat (U3)	Beruhigt sich, wenn es beim Schreien aufgenommen wird.
3 Monate (U4)	Anhaltender, aufmerksamer Blickkontakt, Lächeln auf bekannte und fremde Gesichter.
6 Monate (U5)	Freude an nonverbaler und verbaler, emotional positiv geprägter Kommunikation. Lacht laut.
12 Monate (U6)	Das Kind ist fähig, eigenaktiv soziale Interaktionen zu initiieren, zu unterhalten, zu variieren und zu beenden. Gugu-da-Spiele. Imitiert Gesten wie Winken, Klatschen.
24 Monate (U7)	Erkennt sich im Spiegel. Übernimmt kurze Rollenspiele mit Puppen, Spieltieren (z. B. füttern, wickeln, kämmen). Versucht zu trösten.
36 Monate	Vertraute Handlungen und Rollen von Personen werden im Spiel übernommen (z. B. Einkaufen, Doktorspiele). Teilt mit anderen nach Aufforderung.

Tabelle II. Beobachtungskriterien des kindlichen Verhaltens hinsichtlich der kognitiven, kommunikativen und sozial-emotionalen Kompetenz.

Kontakt mit Untersucher/Bezugsperson, Interaktion, Bindungsverhalten
Eigenregulation, Schreien, Anpassung an Reize
Kommunikatives Verhalten, gelenkte Aufmerksamkeit
Sprachverständnis, Lautieren, Sprache
Interesse an Umgebung, Neugier, Motivation
Eigeninitiative, Spielverhalten
Regulation von Aktivität und Aufmerksamkeit
Ausdauer, Frustrationstoleranz
Zielgerichtetes Verhalten, Antizipation, Handlungsplanung
Verständnis von Zusammenhängen
Problemlösungsstrategien
Flexibilität, Übertragung in anderen Kontext
Merkfähigkeit

kindlichen Nervensystems zu. Die Entwicklungsdynamik lässt sich aus Verlaufsdokumentationen tendenziell abschätzen.

- Qualitativ orientierte Beobachtungskriterien (Tabelle II), erfasst im Rahmen einer semistrukturierten Untersuchungs- oder Spielsituation, erlauben Aufschluss über Prozesse der Steuerung und Informationsverarbeitung und damit über die Integrität des Nervensystems. Qualitative Beobachtungskriterien sind aber nicht leicht zu quantifizieren und objektivieren. Ihre Beurteilung setzt Erfahrung und Referenz voraus.

Ein repräsentatives Bild der Fähigkeiten des Kindes lässt sich nur gewinnen, wenn es dem Untersucher gelingt, das Kind zu einer entspannten Beteiligung am gemeinsamen Spiel zu motivieren. Das setzt genügend Zeit und eine am Dialog orientierte Haltung des Erwachsenen voraus. Das Kind muss spüren, dass es als Aktionspartner respektiert wird.

Das möglichst frühzeitige Erfassen von Entwicklungsstörungen in der Differenzierung von Störungen der Intelligenzentwicklung, der Sprachentwicklung oder aus dem Spektrum tief greifender Entwicklungsstörungen baut für das Kleinkindalter wesentlich auf die Kenntnis, Beobachtung und Differenzierung wichtiger Frühindikatoren.

Prägende Entwicklungsphasen im frühen Kindesalter

Sensible Entwicklungsperioden für Beziehungs- und Kontaktverhalten

Kinder sind vom ersten Lebenstag an Beziehungswesen, die in besonderer Weise auf Menschen reagieren. Es gibt wohl kaum einen bedeutsameren komplexen Reiz für ein Neugeborenes als das menschliche Gesicht. Wenn sich Mutter oder Vater über das Bettchen beugen, wenn sie mit ihrem Kind sprechen, es füttern, wenn es gewickelt oder gebadet wird – immer, wenn etwas Wichtiges mit ihm geschieht, hat das Kind das Gesicht eines Menschen vor seinen Augen. Bereits mit 3 Monaten können Babys Gesichter und Stimmen miteinander in Verbindung bringen. Das System des emotionalen Dialogs zwischen neugeborenem Baby und liebevoll zugewandtem Elternteil scheint Kräfte zu enthalten, die im Hinblick auf die künftige Entwicklung des Kindes bis dato unterschätzt wurden.

Neurobiologisch schreiben wir heute sogenannten Spiegelneuronen eine wichtige Rolle für intuitives und empathisches Empfinden und Handeln zu [6]. Spiegelneurone begünstigen eine – meist unbewusste bzw. spontane – Imitationstendenz. Dass wir bereits bei Geburt über eine Grundausstattung von Spiegelzellen verfügen, ergibt sich aus bereits vor Jahren durchgeführten Untersuchungen von *Andrew Meltzoff* und *Keith Moore* [7] sowie von *Mechthild* und *Hanus Papoušek* [8]. Sie konnten zeigen, dass Säuglinge bereits kurz nach der Geburt über die Kompetenz verfügen, bestimmte, ihnen gezeigte Gesichtsausdrücke zu imitieren. Diese Beobachtungen lassen den Kern dessen sichtbar werden, was Spiegelneurone bedeuten: Sie sind das neuronale Format für eine frühe basale Form der Kommunikation und wechselseitigen sozialen Einstimmung, ohne die es für Säuglinge keinen Zugang zur belebten Welt und später auch kein intuitives Gefühl der zwischenmenschlichen Verbundenheit geben kann.

Schon sehr kleine Säuglinge sind ganz besonders auf das Unterhalten zwischenmenschlicher Beziehung eingestellt. Sie gestalten diese Beziehung von Anfang an aktiv mit, indem sie durch Signale wie Laute, Blicke und Bewegungen deutlich machen, was sie gerade brauchen. Wenn diese Signale auf Widerhall stoßen, lernen sie in der Regel bald, dass sich dieser frühe Dialog lohnt. Kommunikation kann aber nur gelingen, wenn beide Seiten angemessen aufeinander reagieren.

Prägung für Gesichter

Es gibt gute Gründe anzunehmen, dass Kinder mit einer angeborenen Präferenz für Gesichter oder gesichtsähnliche Strukturen zur Welt kommen. Präsentiert man wenige Stunden alten Kindern schematisch Strukturen eines Gesichtes und einen anderen visuellen Reiz vergleichbarer Komplexität, dann schauen Neugeborene lieber das Gesicht an. Kurz nach der Geburt ist eine solche Blickpräferenz allerdings nur dann nachweisbar, wenn man den Reiz langsam vor den Augen der Kinder bewegt. Ohne Bewegung ist keine Blickpräferenz feststellbar. Es scheint, als würde die Bewegung den Neugeborenen helfen, aufmerksam zu bleiben und genau zu wissen, worauf sie schauen sollen. *Johnson* und *Morton* [9] haben zu dieser Frage intensiv geforscht.

Mit zunehmend besserem Sehvermögen, etwa um den 4. Lebensmonat, beginnen die Kinder sich dann für detaillierte Merkmale des Gesichtes, wie etwa die Augen, die Nase und den Mund zu interessieren. Diese erlauben nicht nur eine feine Differenzierung zwischen den charakteristischen Phänotyp-Merkmalen einzelner Personen, sondern lassen auch zwischen verschiedenen mimischen Ausdrucksweisen differenzieren, die ihrerseits eine wichtige Zuordnung zur jeweiligen emotionalen Gestimmtheit des Gegenübers erlauben.

Drei bis vier Monate alte Babys, die zu Hause von der Mutter betreut werden, schauen generell lieber Frauengesichter an und können gut zwischen ihnen unterscheiden, während Säuglinge, die von ihrem Vater versorgt werden, Männergesichter bevorzugen. Um die Mitte des 1. Lebensjahres scheint es so etwas wie eine sensible Periode für das Lernen über Gesichter zu geben.

Sechs Monate alte Babys sind Experten im Unterscheiden von Gesichtern. Während wir als Erwachsene in der Regel Schwierigkeiten haben, zwischen Gesichtern einer fremden Rasse, mehr aber noch zwischen verschiedenen Affengesichtern zu unterscheiden, fällt dies sechs Monate alten Säuglingen deutlich leichter. Diese besondere Fähigkeit ist bereits drei Monate später nicht mehr in vergleichbarer Weise nachweisbar [10].

Mit zunehmender Erfahrung bilden sich offensichtlich Schwerpunkte in der Wahrnehmung heraus, die abhängig davon sind, mit welcher Art von Gesichtern wir es besonders häufig zu tun haben. Hier steigt die Unterscheidungsfähigkeit noch, während sie in Bezug auf Gesichter, die in einem gegebenen Kulturkreis eher selten vorkommen, wieder abnimmt.

Die kognitive Entwicklung des Säuglings geht also nicht immer mit einem Zugewinn neuer Fähigkeiten einher. Gerade in der Wahrnehmung gehen bestimmte Fähigkeiten auch wieder verloren. Dies entspricht den Anpassungsleistungen unseres Zentralnervensystems und ist mit einer Steigerung der Effizienz in der geistigen Verarbeitung verbunden. Es bleiben eben nur jene neuronalen Verbindungen erhalten, die wir in unserem täglichen Umgang auch tatsächlich brauchen und nutzen [11].

Manche Wissenschaftler vermuten, dass das Erkennen von Gesichtern auf ganz besondere Weise über neuronale Verbindungen verarbeitet wird.

Prägung für die Muttersprache

Vergleichbare Phasen erhöhter Sensibilität gibt es auch im akustischen Bereich. Im Hinblick auf die Fähigkeit zu Unterscheidungen einzelner Laute sind junge Säuglinge den Erwachsenen überlegen. So können Babys mit 6 Monaten die Lautkontraste in einer fremden Sprache, die für Eltern nicht zu differenzieren sind, falls sie nicht in dem betreffenden Sprachraum aufgewachsen sind, problemlos unterscheiden. Zumindest reagiert ihr Gehirn mit einer Veränderung der Gehirnströme, wenn nach vielen Lauten einer Art plötzlich ein Laut einer anderen Art über Kopfhörer eingespielt wird. Das funktioniert sogar im Schlaf. Ab der zweiten Hälfte des 1. Lebensjahrs differenzieren sie nur noch muttersprachliche Lautkontraste.

Ein typisches Beispiel für den Verlust der akustischen Differenzierungsfähigkeit mit dem Alter ist die Schwierigkeit, die erwachsene Chinesen haben, wenn sie „R“ und „L“ unterscheiden sollen. Als Babys konnten sie das, aber weil der Unterschied in ihrer Landessprache keine Bedeutung hatte, verlor sich die entsprechende Kompetenz wieder.

Dieses Beispiel zeigt, dass die Fähigkeit zur Wahrnehmung sich nicht generell mit dem Alter verbessert, sondern teilweise sogar reduziert. Man darf aus solchen Beobachtungen aber nicht den Schluss ziehen, dass man Babys mit möglichst vielen unterschiedlichen Sprachlauten beschallen sollte, um den Abbau neuronaler Verbindungen zu verhindern. Das macht wenig Sinn, weil der Abbau wichtig ist für die Effektivität der Verarbeitung. So konzentrieren wir uns zunehmend auf die sprachliche Umwelt, in der wir aufwachsen, und schärfen unsere Wahrnehmung für die eigene Muttersprache.

Interessanterweise zeigen neuere Studien von *Weikum* et al. [12], dass vier bis sechs Monate alte Säuglinge sogar in der Lage sind, Sprachen (Englisch von Französisch) lediglich anhand der dafür charakteristischen Mund- und Gesichtsbewegungen zu unterscheiden. Las eine Sprecherin in einem stumm gestellten Video eine Geschichte vor, erwachte die Aufmerksamkeit bei Kindern in dieser Altersspanne bei jedem Sprachwechsel erneut. Offenbar fiel ihnen die Veränderung im mimischen Ausdruck der Sprecherin auf. Acht Monate alte Kinder dagegen schienen nichts zu bemerken, außer denjenigen, die aus einem bilingualen Elternhaus stammten. Auch sie wandten sich dem Bildschirm jeweils erneut zu, sobald das Idiom wechselte. Normalerweise scheinen also Säuglinge in einem umschriebenen Zeitfenster neben dem akustischen auch visuell den sprechmotorischen Ausdruck der jeweiligen Muttersprache besonders aufmerksam wahrzunehmen.

Entwicklung erfolgt also mehrdimensional und ist mehr als das bloße Anhäufen von einzelnen Kompetenzen. Durch neuronale Auf- und Abbauprozesse passt sich das Gehirn selektiv immer besser den Gegebenheiten der Umwelt an, in der das Kind lebt.

Prägung im sozialen Kontext – Lernen über Imitation

Ab dem dritten bis vierten Monat beginnen Babys, mimische Gesten zunehmend aufmerksam zu imitieren. Sobald sich ihr Verhaltensrepertoire um das gezielte Hantieren mit Objekten erweitert hat, also mit etwa 6 Monaten, beobachtet man auch eine Imitation des Gebrauchs von Gegenständen. Damit solche Handlungen, die verstärkt gegen Ende des ersten Lebensjahres vorkommen, möglich sind, muss ein Kind das Verhalten eines Modells aufmerksam beobachten und es in seinem Gedächtnis speichern, es auf sein eigenes Handeln übertragen (planen) und diese Handlung dann ausführen. Auf jeder Stufe dieses Prozesses kann es aber auch Schwierigkeiten geben, was erklärt, warum es so lange dauert, bis auch komplexere Handlungen von Kindern nachgeahmt werden können. Lernen über Imitation erfolgt vorwiegend in den Bereichen des Sozialverhaltens, des Ausdrucksverhaltens menschlicher Kommunikation und des funktionellen Gebrauchs von Gegenständen [13]. Es ist somit kultur- und zivilisationsabhängig.

Früherkennung von Entwicklungsstörungen

Frühsymptome von Entwicklungsstörungen

„Timo lächelt mich nicht an" sollte als Titel aufmerksam werden lassen auf eines der frühen Symptome, das Eltern als beunruhigend empfinden. Sie berichten von mangelnder Aufmerksamkeit und fehlendem Interesse ihrer Säuglinge für einen emotionalen Dialog und deren mangelnde Fähigkeit, durch reaktives Lächeln zu antworten und den Dialog ihrerseits aktiv zu unterhalten.

Eltern eines Kindes, das den Blickkontakt nicht hält und Zuwendung nicht mit einem reaktiven Lächeln beantwortet, sind zu Recht verunsichert und in Sorge. Sieht er nicht gut? Fehlt ihm etwas? Ist er unglücklich? Interessiert er sich nicht für mich? Lehnt er mich ab? Ihre Sorge ernst zu nehmen, sie zu unterstützen und zu beraten ist unser Auftrag. Welche Bedingungen sind dabei zu hinterfragen?

- Nur eine intakte Sehfähigkeit vermittelt unserem Gehirn ganzheitliche Eindrücke, Eindrücke vom Raum, einem Gesicht oder einem Objekt.
- Nur, wenn es sich körperlich wohl, geborgen und sicher gebunden fühlt, exploriert, spielt und lernt das Kind.
- Nur, wenn ein Kind entsprechend neugierig ist, seine Umwelt erkunden will, wird es sich ihr interessiert zuwenden.
- Nur, wenn das Kind positive Bestätigung für seine Anstrengung erfährt, wird es anhaltend versuchen, einen interessanten Effekt wiederholt hervorzurufen.

Wie überaus bedeutsam solche frühen Lernprozesse sind, zeigt sich in Studien mit Kindern, deren Mütter kurz vor oder nach der Geburt depressiv werden und dies über einige Monate hinweg bleiben. Dies trifft 10 bis 20 % aller Mütter. In dieser Krankheitsphase fällt es diesen Müttern sehr schwer, feinfühlig mit ihrem Kind umzugehen. Besonders belastet ist die Situation auch dann, wenn Eltern in dieser frühen Phase durch eine kritische Geburtssituation, eine kritische Erkrankung des Kindes oder eine Diagnoseeröffnung emotional gefangen und in großer Sorge sind. Hier brauchen sie in der gemeinsamen Beobachtung des Kindes einfühlsame und kompetente Begleitung und Beratung, die auf ihre Sorgen eingeht, die Stärken des Kindes betont und den wesentlichen Anteil an förderlicher Unterstützung herausstellt, den Eltern zur Entwicklung ihres Kindes beitragen.

Besondere Anforderungen an die klinische Erfahrung des Untersuchers stellt die Differenzialdiagnose zwischen Kindern mit mentaler Retardierung und solchen mit autistischen Störungen.

Frühsymptome autistischer Störungen

Obwohl Studien, die sich auf retrospektive Elternbefragungen stützen, nachgewiesen haben, dass autistische Kinder sich im ersten Lebensjahr schon durch das Ausmaß ihrer Verhaltensprobleme deutlich von unproblematisch entwickelten Kindern unterscheiden, ist eine spezifische diagnostische Zuordnung im ersten Lebensjahr dennoch sehr schwierig. Tabelle III listet die wichtigsten

Frühsymptome einer autistischen Störung im Säuglingsalter, Tabelle IV die Frühsymptome im Kleinkindalter auf. Viele der benannten Auffälligkeiten finden sich jedoch auch bei Kindern, die im weiteren Verlauf vorwiegend eine Beeinträchtigung ihrer Intelligenzentwicklung zeigen. Auch diese Kinder zeigen zu Beginn Auffälligkeiten vorwiegend im Bereich der frühen Kommunikation und Interaktion. In beiden Gruppen sind im frühen Kindesalter häufig

Tabelle III. Frühsymptome bei autistischen Störungen im Säuglingsalter.

Wenig Interesse für Gesichter und Mimikspiel
Kein aufmerksames Beobachten im Blickkontakt
Kaum reaktives Lächeln und Vokalisieren
Fehlen von kommunikativer Mimik und Gesten
Wenig Freude an sozialen Spielen
Begrenzte Fähigkeit zum Beobachtungslernen
Probleme in der Eigenregulation
Gestörtes Schlaf- und Essverhalten

Tabelle IV. Frühsymptome bei autistischen Störungen im Kleinkindalter.

Verzögerte/ausbleibende Sprachentwicklung
Einschränkung in nonverbaler Kommunikation
Probleme, Aufmerksamkeit zu lenken oder zu teilen
Ungewöhnliches, wenig variables Spielverhalten
Mangel an Rollenspiel oder Symbolspiel
Riechen oder Lecken an Spielzeug
Zunehmende Bewegungsstereotypien, eigenartige sensorische Stimulationen/ Interessen

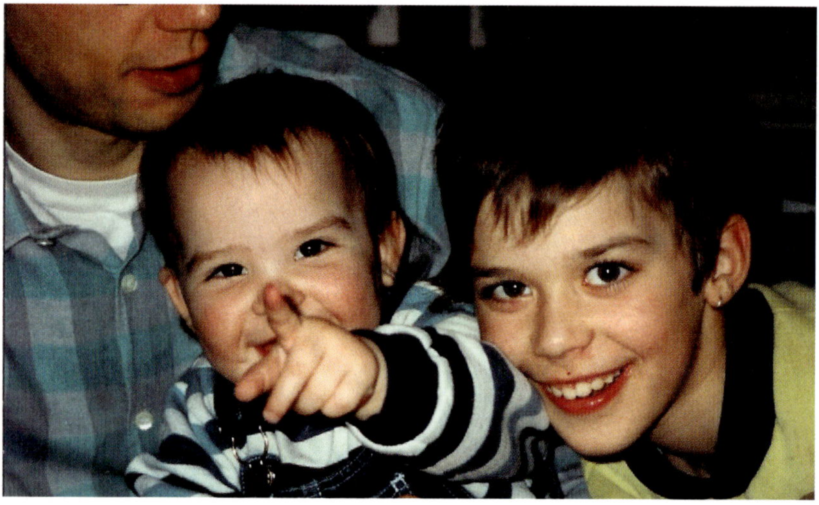

Abbildung 1. Geteilte Aufmerksamkeit: Leni lenkt die Aufmerksamkeit ihres Bruders auf die Kamera.

sowohl die exekutiven Funktionen als auch die sozial-kommunikativen Fähigkeiten beeinträchtigt. Besonders schwer fällt es speziell autistischen Kindern, Situationen gelenkter Aufmerksamkeit für längere Zeit aufrechtzuerhalten oder solche aktiv herzustellen und die Aufmerksamkeit der Erwachsenen auf Aktivitäten oder Interessen zu lenken, die für das Kind bedeutsam sind (Abb. 1).

Eine klare differenzialdiagnostische Abgrenzung wird oft erst aus dem Entwicklungsverlauf deutlich. Dennoch ist die frühzeitige Feststellung einer autistischen Komponente auch bei bestehender geistiger Behinderung von hoher Bedeutung in Hinblick auf eine frühzeitige, fördernde Intervention und Elternberatung.

Das Ausbleiben der Sprachentwicklung ist im weiteren Verlauf dann oft erneut Anlass zur Entwicklungsbeurteilung. Dabei fällt auf, dass neben der verbalen Kommunikation auch die nonverbale Kommunikation der Kinder erheblich eingeschränkt ist (s. auch Tab. IV). Eltern autistischer Kinder berichten in 25 % über einen Stillstand oder sogar eine Regression im sprachlichen Bereich. Die Kinder scheinen sprachliche Äußerungen nicht angemessen zu verstehen und reagieren oft auch nicht auf ihren Namen. *Charman* et al. [14] konnten nachweisen, dass bei Kindern aus dem autistischen Spektrum die Rate der beobachteten nonverbalen kommunikativen Signale, beobachtet in einer interaktiven Spielsituation, bereits im Alter von zwei Jahren eine signifikante prädiktive Wertigkeit zeigte hinsichtlich der sprachlichen, kommunikativen und sozialen Kompetenz im Alter von sieben Jahren.

Genetische Syndrome und Autismus

Bei einigen genetischen Syndromen, die einhergehen mit einer geistigen Behinderung, kann eine autistische Symptomatik als Teil des Verhaltensphänotyps dieser Syndrome auftreten. In diesen Fällen spricht man von einem „symptomatischen Autismus“. Von einem sogenannten „Verhaltensphänotyp“ spricht man, wenn eine Kombination von bestimmten Entwicklungs- und Verhaltensmerkmalen bei Kindern mit einem definierten genetischen Syndrom mit einer höheren Wahrscheinlichkeit auftritt als bei Kindern mit einer mentalen Retardation ungeklärter Ätiologie.

In der differenzialdiagnostischen Gegenüberstellung von Kindern, die einen frühkindlichen Autismus entwickeln, zu Kindern, bei denen wir ursächlich ein zugrunde liegendes genetisch bedingtes Syndrom in Erwägung ziehen müssen, werden im folgenden schwerpunktmäßig die Eigenarten im Kontakt- und Kommunikationsverhalten, beim Umgang mit Spielmaterial und charakteristische Bewegungsstereotypien beschrieben.

Prader-Labhart-Willi-Syndrom

Prader-Labhart-Willi Syndrom (del 15q11-13) im Säuglingsalter
Ausgeprägte Muskelhypotonie
Mimikarmut
Anfangs schlechtes Gedeihen
Trinkprobleme
Hypogonadismus
Kleine Hände und Füße
Verhaltensbesonderheiten
Schläfrigkeit und mangelnde Eigenaktivität
Verlangsamtes reaktives Verhalten
Melden wenig Bedürfnisse an, „pflegeleicht"

Kinder mit Prader-Labhart-Willi-Syndrom (PWS) fallen im Neugeborenen- und frühen Säuglingsalter auf durch erschwerten Blickkontakt, ihre Mimikarmut, ihr verzögertes reaktives Verhalten auf Zuwendung und Reizangebote sowie durch eine ausgeprägte Trinkschwäche. Zudem sind sie sehr schläfrig. Oft müssen sie zu den Mahlzeiten sogar geweckt werden. Sie verhalten sich pflegeleicht und signalisieren kaum ihre Bedürfnisse. So schreien oder weinen sie wenig. Motorisch sind sie extrem hypoton und wenig eigenaktiv (Abb. 2 a). Gerade im frühen Säuglingsalter bieten Kinder mit Prader-Labhart-Willi-Syndrom viele Merkmale, die in Checklisten zur Früherkennung einer autistischen Störung aufgeführt sind.

Das anfänglich schlechte Gedeihen und problematische Trinkverhalten schlägt im Laufe der ersten Lebensjahre dann um in ein nur schwer zu kontrollierendes Essverhalten, das ohne diätetische und verhaltensmodulierende Intervention zur ausgeprägten Adipositas führt (Abb. 2 b). Eine selektive Bevorzugung von Speisen oder bestimmten Geschmacksrichtungen ist bei ihnen nicht zu erwarten. Ihr aktives und reaktives Verhalten bleibt verlangsamt. So setzt auch die Sprachentwicklung verspätet ein, die Artikulation ist undeutlich. Im sozialen Kontext jedoch entwickeln die Kinder wenig Scheu, sie sind sozial sehr offen und zugewandt und sind im Kleinkindes- und Vorschulalter bevorzugt an Rollenspielen interessiert. Andererseits sind sie wie autistische Kinder sehr beharrend auf gewohnter Ordnung, Vorlieben oder vertrauten Abläufen. Kommt es hier zu Veränderungen, endet dies häufig in verzweifelten Trotz- oder Wutanfällen.

Lässt dieser Verhaltensphänotyp klinisch an ein Prader-Labhart-Willi-Syndrom denken, kann diese Hypothese in der klinischen Untersuchung durch

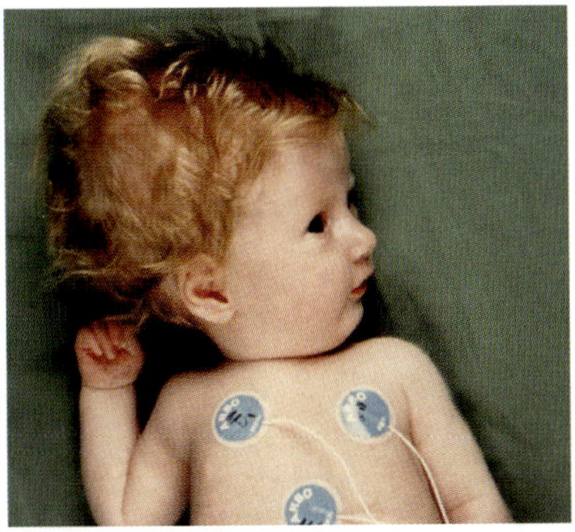

Abbildung 2 a. Neugeborenes mit Prader-Labhart-Willi-Syndrom.

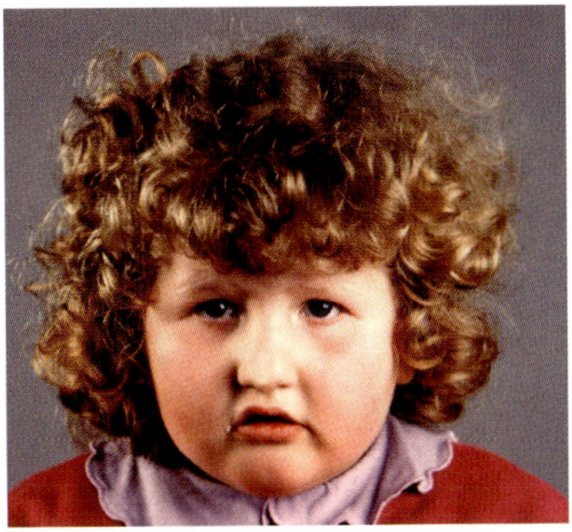

Abbildung 2 b. Gleiches Kind im Alter von 3 Jahren.

den Nachweis eines begleitenden Hypogonadismus (Hodenhochstand beim Jungen, Labiensynechie beim Mädchen) gestützt werden. Die Kinder sind oft hellhäutig und blond. Ohne Substitution von Wachstumshormon bleiben sie meist kleinwüchsig.

Die Häufigkeit wird mit 1:10000 bis 1:15000 angegeben.

Genetisch liegt in 70 % der Fälle eine Mikrodeletion 15q11-13 an dem vom Vater ererbten Chromosom 15 zugrunde oder bei 25 % der Kinder eine sogenannte mütterliche Disomie 15, d.h. beide Chromosomen 15 stammen von der Mutter, keines vom Vater.

Angelman-Syndrom (del 15q11-13)
Deutliche Entwicklungsstörung
Weitgehendes Fehlen sprachlicher Ausdrucksmöglichkeiten
Ataktisch-dyskinetische Bewegungsstörung
Strabismus divergens
Symptomatische Epilepsie – abnormes EEG mit hochgespannter Theta-Aktivität
Verhaltensbesonderheiten
Häufiges Lachen, leichte Erregbarkeit
Belutschen von Objekten und Händen
Wischende Handbewegungen oder Handwedeln
Störung von Aktivität und Aufmerksamkeit
Schlafstörungen

Angelman-Syndrom

Kinder mit Angelman-Syndrom [15] werden im frühen Säuglingsalter ebenfalls durch ihr inkonstantes Fixationsvermögen auffallen, im weiteren durch einen Strabismus divergens (Abb. 3) und ungerichtetes Bewegungsverhalten, auch beim Erlernen des Greifens. Charakteristisch ist ihr anhaltendes, exzessives, orales Explorationsverhalten weit

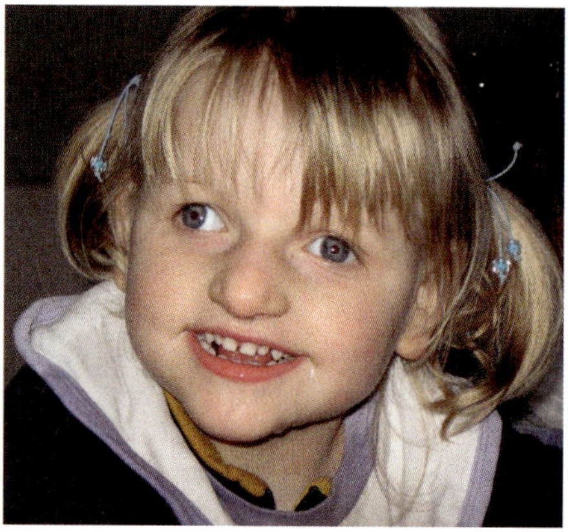

Abbildung 3. Mädchen mit Angelman-Syndrom.

über das Säuglingsalter hinaus. Sie entwickeln eine deutliche Mehrfachbehinderung, wobei die Sprachentwicklung stark beeinträchtigt bleibt. Viele Kinder erwerben nur einen umschriebenen Wortschatz von weniger als 20 Worten. Bei Erregung wedeln sie gerne mit den Armen. Ein zerebrales Anfallsleiden tritt bei 80 % der Kinder auf und setzt meist vor dem 3. Lebensjahr ein. Das EEG zeigt charakteristischerweise hochgespannte Theta-Rhythmen. Die Kinder sind emotional meist freudig gestimmt, Lachepisoden auf inadäquate Stimuli sind typisch. Belastend für das familiäre Umfeld sind anhaltende Schlafstörungen.

Die Häufigkeit liegt vermutlich bei 1:10000 bis 1:20000.

Genetisch liegt bei ca. 70% der Fälle ebenfalls eine Mikrodeletion 15q11-13, jedoch hier an dem von der Mutter vererbten Chromosom 15 zugrunde. Eine uniparentale paternale Disomie ist nur mit 1 % Wahrscheinlichkeit ursächlich anzunehmen. Bei 10–15 % kann eine Mutation im UBE3A-Gen nachgewiesen werden.

Syndrom des fragilen X-Chromosoms (Fragiles-X-Syndrom)

Das Syndrom des fragilen X-Chromosoms (Abb. 4) ist die häufigste monogen vererbte Ursache einer mentalen Retardierung. Die intellektuelle Entwicklung ist sehr variabel. Meist liegt sie jedoch im Bereich der geistigen Behinderung. Im Profil neuropsychologischer Befunde wird eine generelle Erschwernis hinsichtlich sequenzieller Informationsverarbeitung deutlich, andererseits besteht eine relative Stärke im visuellen Erfassen von Zusammenhängen.

Die Sprachentwicklung erfolgt verzögert und ist häufig charakterisiert durch unflüssigen Redefluss, unvollständige Sätze, Echolalien, verbale Perseverationen, oft in Verbindung mit zwanghaft wirkenden Äußerungen und charakteristischer Sprechmelodie („Litanei-artig“). Der sprachliche Ausdruck wird oft auch als polternd beschrieben und bezieht sich auf das schnelle, wechselhafte Sprechen, die desorganisierte Sprache, die schlechte Dialogfähigkeit und auf

Syndrom des fragilen X-Chromosoms (Fragiles-X-Syndrom) (FMR1-Gen auf Xq27)
Mentale und motorische Retardation
Generelle Erschwernis, sequenzielle Informationen zu verarbeiten
Sprachentwicklungsstörung mit Selbstwiederholungen und polternden, raschen Äußerungen
Relativ große Ohren
Fokale Anfälle (17–50 %)
Verhaltensbesonderheiten
Interesse an sozialen Beziehungen, jedoch flüchtiger, sozialer Blickkontakt, Verlegenheit, Scheu, sobald sie angesprochen oder angesehen werden
Überempfindlichkeit bei (taktilen) Reizen
Schwierigkeiten bei Veränderungen
Mangelnde Selbstkontrolle
Kurze Aufmerksamkeit
Impulsivität, Handbeißen, Handwedeln, Beriechen oder Belecken von Objekten

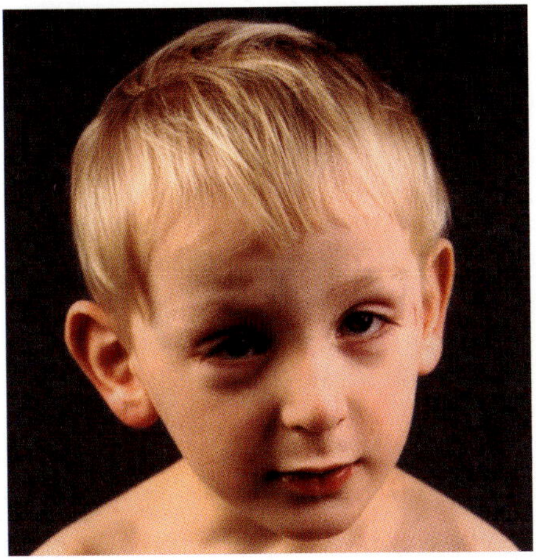

Abbildung 4. 5-jähriger Junge mit Syndrom des fragilen X-Chromosoms.

die oft unzusammenhängenden Kommentare.

Auffallend ist die Diskrepanz mit beobachtbarer sozialer Ängstlichkeit und scheuem Blickkontakt bei sonst guter sozialer Reaktionsbereitschaft. Bei Jungen mit Syndrom des fragilen X-Chromosoms liegt – im Unterschied zu autistischen Kindern – durchaus ein Interesse an sozialen Beziehungen vor. Eine amerikanische Studie von *Cohen* et al. [16] hat beispielsweise durch sehr genaue Videoanalysen zeigen können, dass Jungen mit Syndrom des fragilen X-Chromosoms zwar dem Blickkontakt ausweichen, sobald sie unmittelbar angesprochen oder angeschaut werden, jedoch sofort den Erwachsenen beobachten, wenn dieser sich wiederum abwendet. Ein solches Verhalten lässt sich bei Kindern mit autistischem Syndrom nicht beobachten.

Verhaltensbesonderheiten bestehen in Form von Problemen in der Steuerung von Aufmerksamkeit, Aktivität und Impulskontrolle. Verlegenheitsgesten, Tippeln auf Zehenspitzen, Wedeln mit den Händen oder Flattern mit den Armen werden häufig beobachtet. Bei Frustration und Erregung kann es zu selbstverletzendem Verhalten wie Handbeißen und Kratzen kommen. Das Schmerzempfinden erscheint herabgesetzt. Überempfindlichkeit besteht jedoch gegenüber taktilen oder auch akustischen Reizen (Ohren zuhalten, abwehrende Reaktion auf Berührung). Objekte werden nicht selten durch Beriechen oder Belecken erkundet.

Fokale Veränderungen im EEG oder Anfälle sind in 17–50 % der Fälle erwähnt.

Wenn man die vorliegenden Daten zur IQ-Bestimmung von Schulkindern mit Syndrom des fragilen X-Chromosoms in Summe betrachtet, so findet sich ein durchschnittlicher IQ von 50, allerdings mit einer breiten Streuung.

Mehr als 50 Studien gingen der Frage der Häufigkeit des Syndroms des fragilen X-Chromosoms unter autistischen Kindern nach. Die angegebene Rate schwankte zwischen 0 und 16 % und lag im Mittel unter 5 %. Die Häufigkeit war bei autistischen Kindern damit nicht höher als bei Kindern und Erwachsenen mit intellektueller Behinderung generell.

Aus anderen Studien lässt sich zusammenfassen, dass bei höchstens 20 % der Jungen mit Syndrom des fragilen X-Chromosoms autistische Verhaltensmerkmale vorliegen. Ähnlichkeiten zum Verhaltensbild bestehen eher im frühen Kindesalter.

Internationale Studien zur Verbreitung des Syndroms des fragilen X-Chromosoms erfassen eine Inzidenz von 1:2000 bis 1:3000 bei Jungen und Mädchen. Die Variabilität der Expression einzelner Merkmale ist beträchtlich.

Die Verdachtsdiagnose kann heute molekulargenetisch relativ rasch gesichert werden. Es handelt sich um eine Veränderung in einer sogenannten Trinucleotidsequenz in der Region, in der das FMR-1-Gen lokalisiert ist. In der Normalpopulation findet sich in dieser Region eine 6- bis 50-fache Wiederholung eines aus drei Basenbausteinen (CGG) bestehenden DNS-Abschnitts. Bei einer Instabilität dieser Repeatfrequenz mit 50- bis 200-fachen Wiederholungen spricht man von einer Prämutation, bei mehr als 200-fachen Wiederholungen erfolgt eine Inaktivierung des FMR-1-Gens auf dem langen Arm des X-Chromosoms, die für das Syndrom charakteristisch ist.

Die klinischen Auswirkungen der fehlenden Aktivierung des FMR-1-Gens auf einem X-Chromosom für die kognitive, sprachliche und soziale Entwicklung werden bei einem Teil der betroffenen Mädchen offenbar durch das zweite X-Chromosom kompensiert.

Smith-Magenis-Syndrom

Kinder mit Smith-Magenis-Syndrom zeigen eine Intelligenzstörung mit breiter Varianz zwischen IQ-Werten von 20–78 (im Mittel um IQ 40–54), wobei die Sprachentwicklung besonders ausgeprägt betroffen ist. Die Stimme ist oft tief und heiser. Aufgrund einer velopharyngealen Dysfunktion kommt es bei 94 % der Kinder zu Problemen in der Nahrungsaufnahme. Gehäufte Mittelohrentzündungen werden in 68 % beobachtet, gefolgt von Schwerhörigkeiten (dabei 65 % Schallleitungsschwerhörigkeit, 35% sensineurale Schwerhörigkeit). Bei 85 % kommt es zur Entwicklung einer Kurzsichtigkeit und eines Strabismus. Da ein erhöhtes Risiko einer Netzhautablösung beschrieben wird, sind regelmäßige augenärztliche Untersuchungen dringend angeraten.

Smith-Magenis-Syndrom (del 17p11.2)
Intelligenzstörung
Sprachentwicklungsstörung
Tiefe Stimmlage
Essstörung aufgrund velopharyngealer Dyskoordination
Rezidivierende Otitiden, Schwerhörigkeit
Kurzsichtigkeit mit Gefahr der Netzhautablösung
Neuropathie mit verminderter Schmerz- und Temperaturempfindlichkeit
Verhaltensbesonderheiten
Früh sicherer und konstanter Blickkontakt
Kopfschlagen, Handbeißen, Abziehen der Nägel
Bei Freude „Selbst-Umarmung“
Bedürfnis nach Ritualen
Empfindsamkeit am Kopf
Schlafstörungen

Trotz ihrer kognitiven Entwicklungsstörung zeigen sich ein sicherer, konstanter Blickkontakt und ein starkes Bedürfnis nach Zuwendung durch Erwachsene. Nicht selten kommt es zu Wutanfällen, die im Zusammenhang mit Schwierigkeiten stehen, sich adäquat verständlich zu machen. Typische Verhaltensweisen treten früh auf: bei Freude zeigen die Kinder gerne eine sogenannte „Selbstumarmung“. Als Folge einer Neuropathie kommt es zu einer reduzierten Schmerz- und Temperaturempfindung. In diesem Zusammenhang erklärt sich, dass oft erhebliche Selbstverletzungen, Kopfschlagen, Handbeißen, Zupfen oder Abziehen der Finger- und Zehennägel zu beobachten sind. Gleichzeitig wird über eine erhöhte Empfindsamkeit gegenüber taktilen Reizen am Kopf berichtet. Die Kinder tolerieren häufig kein Kämmen oder Haare Waschen.

Jugendliche und Erwachsene fallen durch ein „Lick-and-flip“-Verhalten auf (Ablecken der Finger und stereotypes Umblättern von Zeitschriften und Büchern).

Es besteht ein erhöhtes Bedürfnis nach Ritualen und nach einem absehbaren, strukturierten Tagesablauf. Schon bei kleinen Kindern werden aufgrund einer Beeinträchtigung des zirkadianen Melatonin-Rhythmus Schlafstörungen berichtet, die zu längeren nächtlichen Wachphasen führen. Diese sind über Gabe von Melatonin oft positiv zu beeinflussen.

Äußere Merkmale sind zwar charakteristisch, aber selten so ausgeprägt, dass sie eine Blickdiagnose erlauben: Mittelgesichtshypoplasie, breite Nasenwurzel, nach außen oben ansteigende Lidachsen, bogenförmige („M"-förmige) Oberlippe mit deutlichem Philtrumeinschnitt, ungewöhnlich geformte Ohren. Im Säuglings- und Kleinkindalter imponieren nicht selten zirkuläre Einschnürungen an den Unterarmen. Bei 29 % der Kinder liegt eine Hypothyreose vor [17, 18, 19].

Die Inzidenz wird mit 1:25 000 angegeben.

Das Smith-Magenis-Syndrom ist ein „contiguous gene syndrome" (CGS), das zytogenetisch durch eine interstitielle Mikrodeletion im kurzen Arm von Chromosom 17 (del 17p11.2) gekennzeichnet ist, die zu einer partiellen Monosomie 17p11.2 führt.

Mikrodeletion 22q13 (Phelan-McDermid-Syndrom)

Erstmals wurde 1985 von *Watt* et al. [20] eine Mikrodeletion 22q13 als Ursache einer Entwicklungsstörung bei einem 14-jährigen Jungen mit tief greifender Entwicklungsstörung, fehlender Sprachentwicklung und diskreten Dysmorphiezeichen publiziert. In den letzten Jahren wurde dann wiederholt das klinische Bild von Patienten mit Deletionen am Chromosom 22 beschrieben, die nicht die DiGeorge-Syndrom-Region in 22q11.2, sondern die terminale Region 22q13 betreffen.

Als Leitsymptom der (Mikro)-Deletion 22q13 gilt eine ausgeprägte Muskelhypotonie, die meist bereits beim

Phelan-McDermid-Syndrom (del 22q13)
Globale Entwicklungsstörung
Fehlende oder gravierend verzögerte Sprachentwicklung
Ausgeprägte Hypotonie
Relativ große, weiche Hände
Abnormes Wachstum der Zehennägel
Normales bis akzeleriertes Längenwachstum
Vermindertes Schwitzen
Tendenz zu erhöhter Temperatur
Vermindertes Schmerzempfinden
Verhaltensbesonderheiten
Zähneknirschen oder Kauen
Vorschieben der Zunge
Belutschen und Kauen auf Objekten

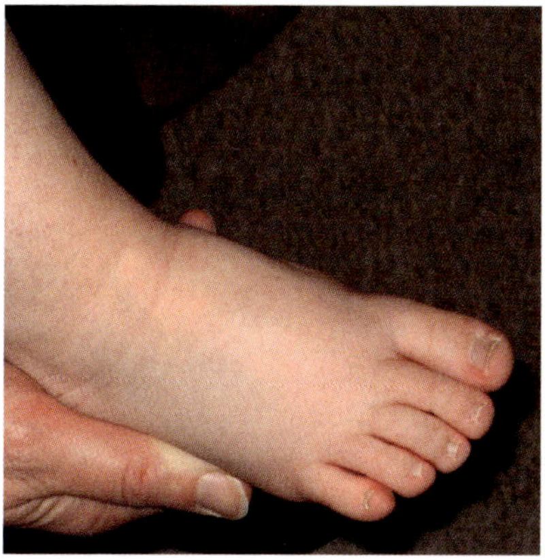

Abbildung 5. Typische Zehennägel bei Mikrodeletion 22q13.

Neugeborenen vorliegt, sodass diese Mikrodeletion in die Differenzialdiagnose ausgeprägter Hypotonie im Neugeborenenalter einbezogen werden sollte. Neben der generalisierten Muskelhypotonie zeigt sich im Verlauf eine tief greifende Entwicklungsstörung, die vor allem auch die Sprachentwicklung betrifft, bis hin zum Ausbleiben einer expressiven Sprachentwicklung. Charakteristisch sind normale bis große Körpermaße. Bei einigen Patienten wurden autistische Verhaltensweisen beschrieben. Äußere Merkmale sind vergleichsweise diskret und variieren offenbar in Abhängigkeit von der Deletionsgröße: Dolichozephalie, Ohrmuscheldysplasien, Epicanthus, Ptosis, periorbitale Weichteilfülle, verstrichenes Philtrum, volle Lippen, betontes Kinn, dysplastische Zehennägel (Abb. 5). Bei knapp einem Drittel der Kinder treten Krampfanfälle auf [22, 23].

Rett-Syndrom

Rett-Syndrom (MeCP2-Gen auf Xq28)
Regression im motorischen und sozialen Verhalten
Verlust erworbener sinnvoller Handfunktion
Störung der Bewegungskoordination (Ataxie/Apraxie)
Dezeleration des Kopfumfangs im 1.–4. Lebensjahr
Verhaltensbesonderheiten
Waschende, knetende Handbewegungen
Belutschen der Hände
Zähneknirschen
Schlafstörungen
Symptomatische Epilepsie – abnormes EEG

Abgesehen von wenigen Ausnahmen tritt das Rett-Syndrom nahezu ausschließlich bei Mädchen auf. Sie zeigen in der Regel bis zum Alter von 7–18 Monaten eine weitgehend unauffällige Entwicklung. Dann folgt eine Periode der Neurodegeneration mit Verlust bereits erworbener Handfunktionen, Entwicklungsstagnation und -regression mit progressiver Rumpf- und Gangataxie bis hin zur -apraxie. Sie entwickeln zunehmend ein autistisches Verhalten und verlieren eventuell bereits erworbene Worte. Sie entwickeln kaum expressive Sprache bei deutlich besserem Sprachverständnis. Oft imponiert ein intensiv gehaltener, fast durchdringender, aber wenig lebhafter oder wendiger Blickkontakt. Zu den Verhaltensbesonderheiten zählen auch ein häufiges Zähneknirschen und das Umfeld belastende Schlafstörungen, die jedoch auf Gabe von Melatonin gut ansprechen.

Charakteristisch lassen sich mit abnehmender Handfunktion, sobald die Hände frei von Stützaktivität sind, reibend, wringende Handbewegungen beobachten und ein stereotypes Lutschen oder Beißen an den Händen [16].

Neurologisch entwickelt sich zunehmend mit einer autonomen Regulationsstörung der peripheren Durchblutung auch eine Dystonie und Spastizität an den unteren Extremitäten. Es treten Phasen irregulärer, vertiefter Ventilation oder Atempausen auf, nicht selten in Kombination mit Anfällen und abnormen EEG Veränderungen.

Die Inzidenz wird bei den Mädchen mit 1:10000 bis 1:15000 angegeben, aufgrund der Varianz des klinischen Phänotyps ist sie jedoch höher zu vermuten. Ursache des Rett-Syndroms sind Mutationen und Deletionen im sogenannten MECP2-Gen, das auf dem X-Chromosom in Xq28 lokalisiert ist.

Herausforderung und Chance einer frühen differenzierenden Diagnostik

Der fehlende Blickkontakt eines Kindes, das fehlende soziale Lächeln wird nicht selten eines der ersten Symptome einer sich abzeichnenden mentalen oder sozial-emotionalen Entwicklungsstörung sein.

Im frühen Säuglingsalter sind die Symptome einer Entwicklungsstörung jedoch häufig noch wenig spezifisch. Eine klare differenzialdiagnostische Abgrenzung wird oft erst aus dem Entwicklungsverlauf eines Kindes erkennbar werden können.

Bei einigen genetisch bedingten Syndromen, die einhergehen mit einer geistigen Behinderung, können autistische Verhaltensweisen als Teil des Verhaltensphänotyps dieser Syndrome auftreten. In diesen Fällen spricht man von einem „symptomatischen Autismus“. Bei etwa 5 % der Kinder mit autistischen Verhaltensweisen lässt sich nach Angaben in der Literatur dabei ursächlich ein genetisch bedingtes Syndrom nachweisen. Bewusst erfolgte in den Ausführungen eine Beschränkung auf häufige genetisch bedingte Syndrome, die in der differenzialdiagnostischen Gegenüberstellung zu Kindern mit frühkindlichem Autismus relevant erschienen.

Leider gelingt es selbst dem noch so erfahrenen Untersucher in vielen Fällen nicht, die Ätiologie einer sich abzeichnenden mentalen Entwicklungsstörung so eindeutig zu klären und nachzuweisen. Er muss die Symptomkombinationen entsprechender Störungsbilder verinnerlicht haben und sie, quasi wie beim Differenzieren verschiedener Gesichter, diesen zuordnen können. Es muss ihm gelingen, sozusagen ein „Déja-vu-Erlebnis" aus seiner klinischen Erfahrung abzurufen, trotz der Einzigartigkeit eines jeden einzelnen Kindes. Die genetische Diagnostik macht auch heute noch weitgehend die Lenkung durch eine klinische Verdachtsdiagnose erforderlich.

Nicht aufgeführt sind in dieser Abhandlung neurometabolische Störungen, die bei Kindern mit autistischen und mentalen Entwicklungsstörungen diagnostisch zu berücksichtigen sind. Zu bedenken sind hier besonders Stoffwechselstörungen aus dem Purin-/Pyrimidinstoffwechsel und Kreatinstoffwechsel.

Die Festlegung einer Diagnose soll nicht zu Schubladendenken verführen, nicht zur Stigmatisierung. Die frühe diagnostische Zuordnung einer Entwicklungsproblematik erscheint jedoch als wesentliche Grundlage für die Beratung der Familie und therapeutische Empfehlungen. Prognostische Risiken gilt es zu bedenken, wie beispielsweise das Entwickeln einer Hörstörung oder Netzhautablösung beim Kind mit Smith-Magenis-Syndrom, die Entwicklung einer Adipositas beim Kind mit Prader-Labhart-Willi-Syndrom oder ein genetisch bedingtes Wiederholungsrisiko beim Kind mit Syndrom des fragilen X-Chromosoms. Eltern ist es primär ein Anliegen, ihr Kind besser zu verstehen und es so gezielt und effektiv wie möglich fördern und unterstützen zu können. Dabei hoffen sie auf unsere Hilfe.

Literatur

1 Vojta V (1981) Die zerebralen Bewegungsstörungen im Säuglingsalter. Frühdiagnose und Frühtherapie. Enke, Stuttgart

2 Prechtl HFR (1977) The neurological examination of the full term newborn infant. Clinics in developmental medicine, No 63, Heinemann/Lippincott, London/Philadelphia

3 Amiel-Tison VC, Grenier A (1986) Neurological assessment during the first year of life. Oxford University Press, New York

4 Brazelton TB und Nugent JK (1995) Neonatal behavioral assessment scale. Mac Keith Press, London

5 Brazelton TB (2008) The competent infant – a force for parent attachment. Der kompetente Säugling – sein mächtiger Einfluss auf die Eltern-Kind-Bindung. In Brisch KH, Hellbrügge T (Hrsg) Der Säugling – Bindung, Neurobiologie und Gene. Klett-Cotta, Stuttgart, 207–224

6 Bauer J (2006) Warum ich fühle, was du fühlst. Intuitive Kommunikation und das Geheimnis der Spiegelneurone. Heyne, München
7 Meltzoff A, Moore MK (1977) Imitation of facial and manual gestures by human neonates. Science 198: 75–78
8 Papoušek H, Papoušek M (1979) Early ontogeny of human social interaction: it's biological roots and social dimensions. In: Foppa K, Lepenies W, Ploog D (Hrsg) Human ethology: claims and limits of a new discipline. Cambridge University Press, 456–489
9 Johnson MH and Morton J (1991) Biology and cognitive development. Blackwell, Cambridge
10 Pascalis O, de Haan M, Nelson CA (2002) Is face processing species-specific during the first year of life? Science 296 (5571): 1321–1323
11 Pauen S (2006) Was Babys denken – Eine Geschichte des ersten Lebensjahres. CH Beck, München
12 Weikum WM, Vouloumanos A, Navarra J et al (2007) Visual language discrimination in infancy. Science 316 (5828): 1159
13 Largo RH (2007) Babyjahre. Piper, München
14 Charman T, Taylor E, Drew A et al (2005) Outcome at 7 years of children diagnosed with autism at age 2: predictive validity of assessments conducted at 2 and 3 years of age and pattern of symptom change over time. J of Child Psychology and Psychiatry 46: 500–513
15 Williams CA, Beaudet AL, Clayton-Smith J et al (2006) Angelman 2yndrome 2005: updated consensus for diagnostic criteria. Am J Med Genet 140A: 413–418
16 Cohen I, Vietze P, Sudhalter V et al (1989) Parent-child dyadic gaze patterns in fragile-X males and in non-fragile-X males with autistic disorder. J of Child Psychology and Psychiatry 30: 845–856
17 Zoghbi HY, Francke U (2001) Rett syndrome. In: Scriver CR, Beaudet AL, Sly WS et al. The metabolic and molecular bases of inherited disease. McGraw-Hill , New York, 6329–38
18 Rost I (2000) Chromosomale Mikrodeletionssyndrome. Monatsschr Kinderheilkd 148: 55–69
19 Greenberg F, Lewis RA, Potocki L et al (1996) Multidisciplinary clinical study of Smith-Magenis syndrome (seletion 17p11.2). Am J Med Gen 62: 247–254
20 Smith ACM, Dykens E, Greenberg F (1998) Behavioral phenotype of Smith-Magenis syndrome (del 17p11.2) Am J Med Genet 81: 179–185
21 Watt JL, Olson IA, Johnston AW et al (1985) A familial pericentric inversion of chromosome 22 with a recombinant subject illustrating a „pure" partial monosomy syndrome. J Med Genet 22: 283–287
22 Phelan MC, Rogers RC, Saul RA et al (2001) 22q13 Deletion Syndrome. Am J Med Genet 101: 91–99
23 Manning MA, Cassidy SB, Clericuzio C et al (2004) Terminal 22q deletion syndrome: a newly recognized cause of speech and language disability in the autism spectrum. Pediatrics 114: 451–457

Kommunikation und Sprache

Zentrale Elemente in der Behandlung von Entwicklungsstörungen

Ulrike Fröhlich, Rosemarie Meyer-Endres

Im Rahmen von umschriebenen Entwicklungsstörungen sind häufig, wenn auch in sehr unterschiedlichem Ausmaß, Probleme in der Fähigkeit zu adäquater, altersangemessener Kommunikation zu beobachten. In den internationalen Klassifikationsschemata wie der ICD 10 (International classification of diseases) [1] existiert jedoch keine explizite Diagnose „Kommunikationsstörungen". Diese sind zwar bei einer Reihe von Diagnosen implizit codiert und können hier als sehr wahrscheinlich angenommen werden, beispielsweise bei expressiven und rezeptiven Sprachstörungen (F80.1 und F80.2), bei tief greifenden Entwicklungsstörungen (F84) sowie bei elektivem Mutismus (F94.0).

Durch diese Kategorien werden jedoch nicht alle zu beobachtenden Kommunikationsbeeinträchtigungen erfasst. Um den betroffenen Patienten zudem angemessene, individuell konzipierte Therapieinhalte anbieten zu können, ist der Rahmen der ICD 10 letztlich unzureichend, da Aussagen über Profil und Ausmaß der jeweiligen Störungen im Grunde nicht vorgesehen sind.

Daher wird hier eine systematische Betrachtungsweise von Kommunikationsstörungen vorgestellt, unabhängig von der Frage der Ursache und der Einordnung in Klassifikationsschemata. Ausgangspunkt und Basis ist die Arbeit in einer Klinik für Kinder- und Jugendpsychiatrie, in der häufig Patienten mit zum Teil sehr ausgeprägten Schwierigkeiten in der Kommunikation vorgestellt werden. Eingebettet in komplexe Fragestellungen ist die Aufgabe hier die diagnostische Abklärung sowie die Entwicklung und Umsetzung angemessener therapeutischer Konzepte.

Dadurch soll eine so differenzierte Diagnostik und individuelle Bewertung der kommunikativen Einschränkungen ermöglicht werden, dass therapeutische Ziele abgeleitet und entsprechende Maßnahmen entwickelt werden können. Dabei wird speziell auf die besondere Bedeutung interdisziplinärer Zusammenarbeit eingegangen.

Kommunikation und Sprache

Sprache dient der Kommunikation zwischen den Menschen und ist zweifellos ein sehr wesentliches Element. Kommunikation umfasst jedoch sehr viel mehr als die Verwendung von Sprache und findet in oft hohem Maße auch durch den Einsatz nonverbaler Kommunikationsmittel wie Mimik, Gestik und Sprechmelodie statt.

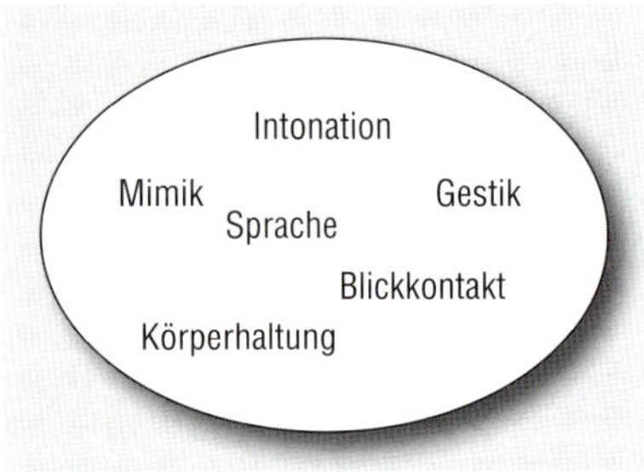

Abbildung 1. Kommunikative Ausdrucksformen.

Sprache ist ein sehr differenziertes Kommunikationsmittel, das uns ermöglicht, auch ausgesprochen komplexe und abstrakte Inhalte auszudrücken und uns darüber auszutauschen. Jedoch schon vor dem Erwerb verbaler Sprache werden bereits sehr früh nonverbale Signale genutzt, um insbesondere die Aufmerksamkeit des Gegenübers zu lenken – auf sich oder auf Dinge und Handlungen – sowie den Kontakt mit unseren Mitmenschen zu gestalten. Es wird unter anderem durch Blickkontakt, Gesichtsausdruck und Körperhaltung das Maß an Interesse ausgedrückt und eine entsprechend „einladende" oder „ablehnende" Haltung vermittelt. Nonverbale Kommunikationsmittel wie auch Stimmgebung und Sprechmelodie dienen zudem verstärkt dazu, Emotionalität – die eigene Haltung, Stimmung und Befindlichkeit – zum Ausdruck zu bringen. Da sie auch die Haltung gegenüber dem Gesprächspartner transportieren, sind sie in der Kontaktaufnahme zu anderen Menschen sehr wesentlich. Letztlich ist das Sprechen mit Anderen immer begleitet von nonverbaler Kommunikation, deren Funktion und Bedeutung auch nach Erwerb der verbalen Sprache erhalten bleibt.

Diagnostik von Kommunikationsstörungen

Eine umfassende Diagnostik ist unabdingbare Voraussetzung für die Entwicklung von Therapiekonzepten, die sowohl den spezifischen Schwierigkeiten unserer Patienten als auch deren Persönlichkeit und individueller Lebenssituation gerecht wird. Die Diagnostik der Kommunikationsstörungen ist dabei im Rahmen der kinder- und jugendpsychiatrischen Diagnostik nur ein Baustein, der wiederum mit den Ergebnissen in den anderen Bereichen verknüpft werden muss.

Im Rahmen des Auftrags der „Abklärung der Kommunikationsfähigkeiten“ erscheinen uns zwei Bereiche wesentlich:

- Profil der Kommunikationsstörung
  Zunächst gilt es, die kommunikativen Kompetenzen unserer Patienten differenziert zu erfassen und zu bewerten. Wir konzentrieren uns hierbei auf die Darstellung der zu untersuchenden Bereiche. Eine qualitative Bewertung, also Hinweise darauf, in welchem Alter welche Leistungen in welchem Umfang erwartet werden können, kann im Rahmen dieses Beitrags jedoch nicht geleistet werden.
- Lebensbedeutsamkeit
  Ebenso wichtig ist die Frage, welche Auswirkung und Bedeutung bestehende Defizite in der Kommunikationskompetenz für den einzelnen Patienten haben. Dies bezieht sich sowohl auf die Bewältigung seiner aktuellen Lebenssituation als auch auf seine gesamten Entwicklungsmöglichkeiten.

Profil der Kommunikationsstörung

Das Profil der Kommunikationsstörung beschreibt, in welchen kommunikativen Bereichen der Patient welche Fähigkeiten erworben hat und wie diese in Bezug auf sein Alter und seine kognitive Entwicklung einzuschätzen sind. Wir trennen im Folgenden zur besseren Übersicht die „verbalsprachlichen Fähigkeiten“ von den weiteren, überwiegend „nonverbalen kommunikativen Fähigkeiten“, wohl wissend, dass hier ein enger Zusammenhang besteht (vgl. Abschnitt „Kommunikation und Sprache“).

Diagnostik der verbalen Kommunikation

Ein erheblicher Teil, wenn auch bei weitem nicht alle Kinder mit Kommunikationsproblemen werden zur Abklärung vorgestellt, da Auffälligkeiten in der Sprachentwicklung augenfällig geworden sind. Die Spannbreite reicht von nicht einsetzender oder stark verspäteter Sprachentwicklung, vor allem bei jüngeren Kindern, über deutlich eingeschränkte sprachliche Fähigkeiten bis hin zu stagnierenden und regressiv verlaufend beschriebenen Entwicklungen. Eine umfassende Sprachdiagnostik durch Sprachtherapeuten, die alle formalen Bereiche (Sprachverständnis, Artikulation, Wortschatz, Grammatik ...) differenziert erfasst, gehört inzwischen zum Standard innerhalb einer intensiven kinder- und jugendpsychiatrischen Abklärung, auf die an dieser Stelle inhaltlich nicht ausführlicher eingegangen werden soll [2, 3, 4]. Grundsätzlich werden hier natürlich auch Auffälligkeiten und Kompetenzen in der nonverbalen Kommunikation [5] sowie in der Pragmatik, das heißt der Sprachverwendung beschrieben. Dies geschieht jedoch bei weitem noch nicht in derselben Systematik wie im Bereich der formalen Sprache, sodass Differenziertheit und Umfang stark abhängig sind vom Fokus des einzelnen Sprachtherapeuten.

Diagnostik „vorsprachlicher" nonverbaler Kommunikation

Unsere Aufmerksamkeit liegt hier insbesondere in der Einschätzung sehr früh erworbener, sogenannter „vorsprachlicher" kommunikativer Kompetenzen, soziale Kommunikation und Interaktion zu initiieren und aufrechtzuerhalten. Diese entwickeln sich bei gesunden Kindern ab etwa dem 6. Lebensmonat [6, 7], also vor dem Einsatz der verbalen Sprachentwicklung (Beginn zwischen 10 und 18 Monaten), verlieren dann jedoch in keiner Weise an Bedeutung. Es handelt sich dabei um die Fähigkeit des Kindes, Kommunikationsmittel aktiv, absichtsvoll und schließlich zunehmend zielgerichtet einzusetzen. Diese bestehen im Wesentlichen aus dem Einsatz des Blickkontaktes und der Körperhaltung, aus Gesten wie Deuten und Zeigen sowie auch Geben eines Gegenstandes, um Kontakt und gemeinsame Aufmerksamkeit zu regulieren.

Diese Fähigkeiten sind ein wesentliches Element für eine gelingende Sprachentwicklung. „Young children's ability to link adult gestures with an object they are attending to emerges as a critical component of language learning" [6]. Individuelle Unterschiede sowie das Ausmaß des Einflusses werden in der aktuellen Forschung jedoch noch differenziert untersucht und diskutiert [8]. Umfangreicher berücksichtigt wird dieser Bereich bereits bei Kindern mit Autismus [9]. Unser Anliegen ist, diese Fähigkeiten auch bei nicht autistischen, aber sehr wohl kommunikationsauffälligen Kindern sorgfältig zu diagnostizieren und gegebenenfalls zu therapieren. Insbesondere wenn das Kind begonnen hat, verbalsprachliche Fähigkeiten zu entwickeln, besteht die Gefahr, dass diesem Bereich weniger Aufmerksamkeit geschenkt wird.

Die Terminologie ist in der Literatur nicht einheitlich und wird unterschiedlich weit gefasst [6, 7, 10]. Wir halten uns im Folgenden an die Terminologie wie sie unter anderem von *Mundy* [9] verwendet wird und insbesondere in der Autismusforschung gängig ist.

Joint attention

Unter „joint attention" wird die Lenkung der Aufmerksamkeit auf ein Objekt des Interesses (z. B. Ball) oder auch gerade stattfindende Ereignisse, Handlungen und Resultate (z. B. ein vorbeifahrendes Auto, das Umschütten von Wasser, der Fleck auf dem Pulli) durch oben erwähnte Kommunikationsmittel verstanden.

Behavioral requests
„Behavioral requests“ bezeichnen die Aktionen eines Kommunikationspartners, um vom Gegenüber einen Gegenstand oder auch notwendige Hilfe zu erhalten. Auch dies gelingt bereits durch rein nonverbale Kommunikationsmittel wie Blickkontakt, Gesten und Stimmgebung.

Beide Elemente können einerseits vom Kind initiiert sein oder andererseits eine Reaktion vom Kind auf entsprechende nonverbale Kommunikationsmittel des Erwachsenen (in der Regel unterstützt durch sprachliche Äußerungen) darstellen. Im diagnostischen Rahmen gilt es daher immer zu überprüfen, inwieweit das Kind nicht nur selbst Joint-attention-Sequenzen und „behavioral requests“ herstellt (selbstinitiiert), sondern auch auf diesbezügliche Angebote seiner Umwelt angemessen reagieren kann (fremdinitiiert).

Turn taking
„Turn takings“ bezeichnen spielerische soziale Interaktionssituationen. Als eine erste, rein nonverbale Form kann man sich beispielsweise Kitzelspiele vorstellen, in denen das Kind erwartungsvoll dem Handeln des Erwachsenen entgegen sieht und den Erwachsenen „motiviert“, sein Handeln zu wiederholen. Sowohl die „Erwartungshaltung“ des Kindes als auch das „Motivieren“ des Erwachsenen können rein nonverbal durch Reaktionen in der Körperhaltung, Mimik und Stimmgebung (z. B. Lachen) des Kindes als auch durch den Erwachsenen signalisiert und aufrechterhalten werden. Es findet somit ein wechselseitiger Prozess statt, in dem das Kind nicht nur auf Angebote reagiert, sondern zielgerichtet „turn takings“ initiiert. „Turn takings“ dienen zum einen dazu, das Vergnügen am Kontakt zur Umwelt an sich zu erleben. Zum anderen spielen die Lust, die innere Befindlichkeit des Gegenübers zu beeinflussen, und damit die Fähigkeit, sich selbst als wirksam zu erfahren, eine zunehmende Rolle.

Kinder können bereits beim Herstellen und auch beim Verstehen und Interpretieren von einfachen nonverbalen Signalen, die „joint attention“, „behavioral requests“ oder „turn takings“ initiieren, Schwierigkeiten haben. Dies beeinträchtigt wiederum ihre Motivation für wechselseitige, lustvolle Kommunikation, was sich auf ihre gesamte emotionale und soziale Entwicklung auswirkt. Gleichzeitig hat erheblichen Einfluss, wie feinfühlig die Umwelt die kommunikativen Impulse der Kinder verstehen, interpretieren und darauf reagieren kann. „Durch die Signale des Babys geleitet, geben die Eltern dem Baby eine auf seine individuellen Fähigkeiten abgestimmte regulatorische Unterstützung: indem sie es anregen, beruhigen und trösten, indem sie Art und Intensität ihrer Anregungen in Bezug auf Aufnahmefähigkeit und

Toleranzgrenzen dosieren und indem sie in Belastungssituationen emotionale Rückversicherung, Geborgenheit und eine sichere Basis vermitteln“ [11].

Eine differenzierte Diagnostik beinhaltet daher die Analyse, ob, inwieweit und wodurch diese „vorsprachlichen“ nonverbalen kommunikativen Fähigkeiten beeinträchtigt sind.

Insbesondere bei Kindern, die sowohl Schwierigkeiten in der verbalen als auch der nonverbalen Kommunikation aufweisen, muss differenziert geklärt werden, inwieweit Auffälligkeiten in der nonverbalen Kommunikation lediglich „ungünstige“ Bewältigungsstrategien darstellen wie z. B. das Vermeiden von Blickkontakt oder das Nicht-Reagieren auf von der Umwelt initiierte Joint-attention-Situationen [12].

Lebensbedeutsamkeit der Kommunikationsstörungen

Ein differenziertes Profil der kommunikativen Kompetenzen ist im Abgleich mit der „normalen Kommunikationsentwicklung“ ein wesentlicher Baustein in der Entscheidung bezüglich therapeutischer Konsequenzen.

Ebenso wichtig erscheint daneben die Bewertung der Bedeutsamkeit bestehender Schwierigkeiten für das Kind. Hier geht es um die Frage, welche Rolle die kommunikativen Einschränkungen im unmittelbaren individuellen Lebensalltag spielen.

Einschränkungen in der Fähigkeit, mit seiner Umwelt kommunizieren zu können, haben zum Teil ganz erhebliche Auswirkungen auf wesentliche Lebensbereiche.

Soziale Kontakte

Die sozialen Kontakte zu unseren Mitmenschen werden in sehr hohem Maße auf kommunikativem Weg geknüpft und gesteuert. Dies geschieht zum einen durch den Einsatz adäquater nonverbaler Kommunikation, die dem Gegenüber Interesse, Sympathien oder auch Abgrenzung signalisiert. Der Erwerb der Sprache nimmt dann auch früh und im Entwicklungsverlauf zunehmend eine bedeutende Rolle ein.

Jede Aufnahme von Kontakt und dessen Aufrechterhaltung lebt auch nicht unerheblich von den verbalen Fähigkeiten der Kommunikationspartner, das heißt deren individuellen Möglichkeiten, eigene Meinungen und Wünsche zu

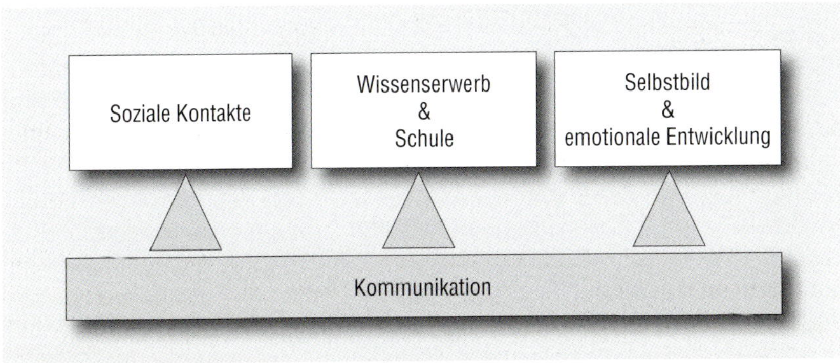

Abbildung 2. Die Bedeutung von Kommunikation in verschiedenen Lebensbereichen.

äußern, witzige und interessante Beiträge zur Unterhaltung zu liefern, ihre Fähigkeiten sowie Gefühle zu zeigen, mit Konflikten umzugehen, sich einzubringen und sich in ihrer Person anderen sichtbarer zu machen.

Eingeschränkte Kommunikationsfähigkeiten erschweren somit das Erleben angemessener und positiver sozialer Kontakte und stellen damit ein Risiko für eine „gesunde" soziale und emotionale Entwicklung dar.

Wissenserwerb und Schule

Informationen und Wissen werden bereits sehr früh und ganz besonders in der Schule in hohem Maße sprachlich vermittelt, sodass den verbalen Kommunikationsfähigkeiten eine bedeutende Rolle zukommt. Schon in sehr jungem Alter nehmen Erklärungen, Erzählungen und Fragen viel Raum in der Interaktion mit Kindern ein, wenn es darum geht, ihnen ihre unmittelbare Umwelt und deren Zusammenhänge nahe zu bringen (Papa ist weg, warum und wie lange? Warum saugt das Kalb an der Kuh? Warum hat die Polizei Blaulicht? ...). Im schulischen Bereich findet sowohl die Vermittlung von Lehrstoff als auch dessen Überprüfung verstärkt über Sprache statt. Einschränkungen in der rezeptiven und expressiven Sprache bedeuten für die Kinder somit sowohl, dass ein Teil der Informationen sie nicht erreicht, als auch, dass sie ihre Kompetenzen nicht in der Form sichtbar machen können, wie es unsere schulische Struktur erwartet. Hier besteht ein hohes Risiko, dass die Kinder nicht ihren kognitiven Fähigkeiten entsprechende Lernerfahrungen und Lernerfolge erleben können.

Selbstbild und emotionale Entwicklung

Es bleibt nicht aus, dass die Erfahrungen, die im Kontakt mit anderen Menschen und bezüglich des eigenen Lernpotenzials gemacht werden, Einfluss auf Verhaltensstrategien, das eigene Selbstbild und die emotionale Befindlichkeit haben. Wie diese Erfahrungen verarbeitet werden und wie viel Einfluss sie haben, hängt wiederum von weiteren Faktoren wie der Persönlichkeit des Kindes, möglichen Kompensationsstrategien usw. ab. Natürlich gibt es Lebensbereiche, in denen Kommunikation eine eher untergeordnete Bedeutung hat (Sport, handwerkliche und künstlerische Tätigkeiten ...). In unserem Kulturkreis bleibt jedoch die Bewältigung selbst einfacher Handlungen im Alltag (z. B. das Kaufen einer Fahrkarte) stark dominiert von kommunikativen Kompetenzen. Somit bilden Kommunikationsprobleme einen Risikofaktor für die gesamte emotionale Entwicklung.

So gilt es, differenzialdiagnostisch zu eruieren, wie die Zusammenhänge zwischen den bestehenden Kommunikationsproblemen und der aktuellen Lebensbewältigung einzuordnen sind. Einerseits sind nicht selten Wechselwirkungen und Teufelskreise zwischen ursächlichen Problemen, daraus resultierenden negativen Erfahrungen und entsprechenden Verhaltensstrategien zu beobachten. Diese gilt es aufzulösen, damit beispielsweise Kontaktaufnahme- und Konfliktverhalten wieder in konstruktiver Weise möglich ist. So kann das Kind in Folge wieder mehr positive Aufmerksamkeit erhalten und sich als sozial kompetent erleben. Andererseits können beispielsweise gute nonverbale Kommunikationsfähigkeiten sprachliche Defizite „kompensieren“, wenn es einem Kind dadurch gelingt, positive und wohlwollende soziale Reaktionen auszulösen und somit stabile Kontakte zu initiieren und zu erhalten.

Darüber hinaus ist ganz wesentlich zu berücksichtigen, welche Wichtigkeit Kommunikation und soziale Kontakte für die betroffene Person haben. So bestehen große individuelle Unterschiede bezüglich Interesse, Motivation und Abhängigkeit von sozialer Interaktion für die eigene Befindlichkeit.

Eine Bewertung der Auswirkungen der Kommunikationsprobleme auf die gesamte Entwicklung des Kindes und die Bewältigung der Lebenssituation neben dem Eruieren vorhandener Potenziale sind somit der zweite Baustein, um angemessene Entscheidungen über therapeutische Schritte und Schwerpunkte treffen zu können.

Therapieziele

Ausgehend von dieser Diagnostik der Kommunikationsstörung, bestehend aus deren Profil sowie individueller Lebensbedeutsamkeit, werden für das jeweilige Kind spezifische Therapieziele abgeleitet und entsprechende Maßnahmen für den therapeutischen und pädagogischen Alltag sowie für das familiäre Umfeld entwickelt.

Die Therapieziele können in zwei wesentliche Bereiche unterteilt werden.

„Das Kind sicherer machen" heißt, durch Förderung des Kindes weitestgehende Fortschritte zu erreichen und ihm Orientierung und Sicherheit in seiner Lebensbewältigung – gegebenenfalls trotz seiner Kommunikationseinschränkungen – zu ermöglichen.

„Das Leben leichter machen" heißt zum einen, durch weitgehende Anpassung des Umfeldes für das Kind Bedingungen zu schaffen, die sich sowohl lernfördernd als auch stressmindernd auswirken. Zum anderen wird das Kind durch Vermittlung von Strategien darin unterstützt, das Leben mit den bestehenden Einschränkungen besser zu meistern.

Die Umsetzung dieser Ziele erstreben wir, indem wir die Patienten sowohl in der Erweiterung ihrer Kompetenzen als auch in der Entwicklung von Kompensationsmöglichkeiten unter Nutzung ihrer Ressourcen unterstützen.

Aufgrund der oft komplexen Auswirkungen von Kommunikationsstörungen auf verschiedene Lebensbereiche ist ein vielschichtiger Therapieansatz zielführend, um eine positive Entwicklung des Kindes zu ermöglichen. Die im Folgenden beschriebenen Therapiemaßnahmen stellen einen Überblick dar, der verschiedene Behandlungsmöglichkeiten kurz skizziert.

Das Kind sicherer machen

… sprachlich-kommunikativ
Ein offensichtliches Behandlungsziel für ein Kind mit Kommunikationsstörungen ist, die sprachlich-kommunikativen Kompetenzen aufzubauen und zu erweitern. Inhaltlich umfasst dies die Förderung aller beschriebenen nonverbalen und verbalen Kompetenzen. Im ersten sind es insbesondere Maßnahmen zum Herstellen gemeinsamer und gezielter Aufmerksamkeit. Wesentlich ist hierbei, zunächst die nonverbalen und auch verbalen Angebote des Kindes

aufzugreifen und seinem Aufmerksamkeitsfokus zu folgen. „Spielformen, die auf die Interessen des Kindes abgestimmt sind und es ermutigen, sich aktiv mit seiner Umwelt auseinanderzusetzen und sich Handlungsfähigkeiten im gemeinsamen Spiel anzueignen, versprechen mehr Erfolg als vom Erwachsenen gelenkte Übungen“ [13]. Weiter sind Gebärden, Mimik und Intonation als unterstützende nonverbale Kommunikationsmittel einzusetzen und schließlich die verbalsprachlichen Kompetenzen des Kindes durch entsprechende therapeutische Maßnahmen aufzubauen und zu erweitern.

… im Kontaktverhalten

Im Mittelpunkt steht hier, Spaß an wechselseitiger Interaktion zu fördern und die entsprechenden Turn-taking-Angebote des Kindes aufzugreifen, zu erweitern und zu verstärken. Besonders bei Kontakt vermeidenden Kindern stellt dies häufig einen Therapieschwerpunkt dar. Hierüber werden diese Kinder zunehmend darin unterstützt, sich auch auf fremdinitiierte Aufmerksamkeitslenkung einzulassen. Dem Kind mehr Sicherheit im Kontaktverhalten zu vermitteln umfasst auch, mit ihm Modelle für mögliche Kontakt- und Beziehungsgestaltung zu erarbeiten, z. B. „wie kann ich positiv Aufmerksamkeit auf mich ziehen bzw. halten, wie spreche ich andere Kinder an, wie finde ich einen Spielpartner oder wie vermeide ich bzw. löse ich Konflikte“.

… in der Selbsteinschätzung

Häufig erleben Kinder ihre Kommunikationsprobleme nur sehr vage als ein Gefühl von „mit mir stimmt etwas nicht, ich erfülle die Erwartungen nicht, die an mich gestellt werden“ und haben wenig Wissen darüber, welche Probleme sie haben [12]. Eine Arbeit an der Selbsteinschätzung wirkt dieser Generalisierung der Probleme entgegen und unterstützt das Kind in seiner positiven emotionalen Entwicklung sowie letztendlich darin, sein Leben aktiver gestalten zu können.

Somit dient die Einschätzung eigener Probleme, aber vor allem auch der eigenen Ressourcen (insbesondere auch der nicht kommunikativen) dazu, ein klareres Selbstbild zu entwickeln. Hierzu gehört zudem, sowohl zu erfassen, was das eigene Verhalten beim Interaktionspartner bewirken kann, als auch zu differenzieren, wie das Kommunikationsverhalten des Partners interpretiert werden kann.

Ein spezieller Bereich innerhalb des Themas „Selbsteinschätzung“ stellt insbesondere bei Kindern mit sehr ausgeprägten Störungen die Erfahrung von Selbstwirksamkeit durch Kommunikation dar. Es ist zu beobachten, dass diese wichtige Funktion von Kommunikation von einem Teil der Patienten nicht erfasst wird. Hier gilt es, Situationen zu gestalten, in denen für das Kind deutlich erlebbar wird, dass kommunikative Signale bedeutsam sind und beim Partner zu Reaktionen führen.

… emotional
Der Schwerpunkt liegt hier bei der emotionalen Unterstützung des Kindes im Umgang mit seinen Unsicherheiten und Ängsten sowie in der konkreten Hilfestellung zur Überwindung von abwehrenden und vermeidenden Verhaltensweisen und Konflikten. Dabei gilt es, in der therapeutischen Beziehung Verständnis für seine Probleme zu vermitteln, gelingende Kommunikation erfahrbar zu machen sowie viel handlungsbegleitende Unterstützung und Modelle anzubieten. Vor allem bei jüngeren Kindern kann das Erleben, dass das Eingehen auf die Interaktion eines Anderen (fremdinitiierte „joint attention“) nicht nur Anstrengung bzw. Unsicherheit mit sich bringt, sondern auch lustvoll und interessant sein kann, wesentlich zu einer positiven Entwicklung beitragen.

Das Leben leichter machen

… durch Anpassung des Umfeldes
Um den Kindern das Zurechtfinden im Alltag zu erleichtern, ist anzustreben, dass sich das gesamte Umfeld des Kindes an dessen Fähigkeiten anpasst. Je umfassender dies erreicht werden kann, umso mehr Möglichkeiten hat das Kind, gelingende Kommunikation zu erleben. Das bewirkt zum einen eine erhebliche Stressminderung für das Kind und zum anderen „Inseln“ optimaler Bedingungen, im kommunikativen Bereich zu lernen und entsprechende Entwicklungsfortschritte zu machen. Inhaltlich bedeutet dies einerseits, dass das Sprachangebot zum Teil erheblich zu reduzieren ist und durch deutliche nonverbale Kommunikationsmittel unterstützt werden muss, andererseits sollte aber auch sichergestellt werden, inwieweit das Kind die Äußerungen der Kommunikationspartner verarbeiten und verstehen konnte [12]. Ein Angebot von Orientierungshilfen wie Visualisierung (z. B. durch Tages- oder Wochenpläne), Strukturierung (z. B. immer wiederkehrende alltägliche Abläufe) sowie Reizreduktion sind hier sehr unterstützend [14].

… durch das Entwickeln von Strategien
In diesem Bereich werden gezielt Strategien erarbeitet, die einerseits kommunikative Defizite kompensieren helfen und andererseits dem Kind eine bewusste und effiziente Steuerung der Kommunikation ermöglichen, so

dass diese in seinem Interesse zielführend ist. Hierunter fallen Inhalte wie Aufbau und Erweiterung nonverbaler Kommunikationsmittel, Strategien des Nachfragens, des Umschreibens und der Lenkung der Aufmerksamkeit. Auch das aktive Beobachten des Interaktionspartners und die Reduzierung des Interaktionstempos können Zielformulierungen für das zu behandelnde Kind darstellen.

Die hier beleuchteten Therapieziele stellen für die Behandlung von Kindern mit Entwicklungsstörungen und den damit verbundenen kommunikativen Schwierigkeiten aus unserer Sicht die wesentlichen Eckpunkte dar, die es im Einzelfall zu gewichten und zu kombinieren gilt. Dies bedeutet ein sehr umfassendes therapeutisches Aufgabenfeld, das durch seine Vielschichtigkeit hohe Anforderungen an die behandelnden Berufsgruppen stellt.

Therapieoptimierung

Gerade in der Behandlung von Patienten mit komplexeren und schwereren Störungsbildern ist eine gute und fruchtbare Zusammenarbeit ein nicht zu unterschätzender Faktor im Therapieerfolg. Interdisziplinäre Behandlung ist vor allem bei ausgeprägteren Störungen etabliert, häufig erhalten die Patienten im gleichen Zeitraum mehrere Therapien, die verschiedene Bereiche im Fokus haben (Ergo-, Psycho-, Sprach-, Legasthenietherapie etc.). Die Intensität der Zusammenarbeit zwischen den behandelnden Berufsgruppen ist jedoch sehr unterschiedlich und abhängig vom Setting (ambulant, stationär usw.) und den entsprechenden zeitlichen Ressourcen aber auch von den Persönlichkeiten der Therapeuten.

Wohl wissend, dass die ökonomischen und organisatorischen Realitäten uns häufig Grenzen setzen, wollen wir noch einen Schritt weiter gehen und wählen hier den Begriff der „interdisziplinären Feinabstimmung“ als Ziel, um unsere Behandlung zu optimieren.

Wie im Abschnitt „Diagnostik“ bereits erläutert, können bei ein und derselben Diagnose (Profil der Kommunikationsstörung) die Alltagsbewältigung und das Selbstbild des Kindes ganz unterschiedlich aussehen. Insbesondere die Frage nach der Lebensbedeutsamkeit ist maßgeblich für die Auswahl von Therapieschwerpunkten. Daher ist der Austausch zwischen allen Professionen sowohl bezüglich der diagnostischen Einschätzung als auch der therapeutischen Maßnahmen unabdingbar. Wie oft erleben wir nun jedoch in Teambesprechungen die Situation, dass beim Austausch über Verhaltensbeobachtungen und Lernentwicklungen das Gefühl entsteht, man spräche nicht über dasselbe Kind?

Dies hat zum einen als Ursache, dass jede Profession das Kind in z. T. verschiedenen Settings erlebt, die unterschiedliche Anforderungen an das Kind stellen. So erfordert beispielsweise die Gruppensituation mit Gleichaltrigen andere Kompetenzen vom Kind, sich auf Lernsituationen einzulassen und sein soziales Verhalten zu steuern, als die Einzelsituationen mit Erwachsenen. Daher werden bestimmte Schwächen und Stärken für einen Teil der Behandelnden oft nicht ausreichend sichtbar und auch nicht einschätzbar. Die andere Ursache für dieses Phänomen besteht jedoch in unseren zwar oft hochprofessionellen, aber damit sehr spezialisierten Blickwinkeln. Um diese Kompetenzen optimal zusammenzuführen, plädieren wir für eine Feinabstimmung zwischen den beteiligten Professionen.

Dies bedeutet im Ersten, sich gegenseitig zu „schulen", andere Perspektiven einzunehmen und seine Kompetenzen erweitern zu lassen. Da der verbale Austausch – die klassische Teamsitzungssituation – dies nur begrenzt möglich macht, sind spezifischere Maßnahmen wie gemeinsame Analysen von Videosequenzen bis hin zu gegenseitigen Hospitationen, aber auch differenziertere Informationen über diagnostische und therapeutische Konzepte sehr zielführend. Des Weiteren ist wichtig, gemeinsame Ziele und Maßnahmen für das Kind zu entwickeln. Die Umsetzung erfolgt zwar in unterschiedlicher Gewichtung im Rahmen der jeweiligen professionellen Kompetenzen, jedoch in hohem Maße aufeinander abgestimmt und in gemeinsamer Verantwortung.

Um ein derart umfassendes, Professionen übergreifendes Therapiekonzept zu entwickeln und umzusetzen, ist ein häufiger und niedrigschwelliger Austausch notwendig. Permanente Rückmeldungen über die Auswirkungen der Maßnahmen und aktuelle Entwicklungen des Kindes ermöglichen schnelle und abgestimmte Anpassungen der Ziele und Maßnahmen.

Zusammenfassend bedeutet eine „interdisziplinäre Feinabstimmung" somit
- „mehr" als Absprachen zwischen den Professionen,
- einen differenzierten Einblick in die anderen Disziplinen,
- ein komplementäres Arbeiten an denselben Zielen,
- einen permanenten Informationsaustausch,
- eine flexible und unmittelbare Anpassung der Konzepte.

Unser Ziel ist die Verstärkung von Therapieeffekten durch die Synchronisierung der Maßnahmen sowie das Entwickeln einer zugleich spezifischen wie ganzheitlichen Therapie für unsere Patienten.

Die interdisziplinäre Feinabstimmung gründet in einem wechselseitigen und gleichberechtigten Prozess zwischen den beteiligten Professionen, der zweifellos erhebliche Ressourcen und entsprechende organisatorische Voraussetzungen erfordert. Er setzt zudem große Offenheit voraus, Anderen weitmöglichen Einblick zu gewähren, und erfordert gleichzeitig ein hohes Engagement, sich selbst großen Einblick verschaffen zu wollen. Dies bedeutet auch gegenseitiges Vertrauen in die Kompetenzen des anderen bei gleichzeitiger Wahrung seiner professionellen Grenzen. Das Ergebnis ist jedoch eine höhere Therapieeffizienz durch optimales Ausschöpfen unserer professionellen Ressourcen zum Wohle unserer Patienten.

Literatur

1 Remschmidt H, Schmidt M (Hrsg) (1996) Multiaxiales Klassifikationsschema für psychische Störungen des Kindes- und Jugendalters nach ICD-10 der WHO. Huber, Bern
2 Amorosa H, Noterdaeme M (Hrsg) (2003) Rezeptive Sprachstörungen – Ein Therapiemanual. Hogrefe, Göttingen, 38–44
3 Beushausen U (2006) Testhandbuch Sprache. Diagnostikverfahren in Logopädie und Sprachtherapie. Huber, Bern
4 Schlesiger C (2001) Sprachverstehen bei spezifischer Sprachentwicklungsstörung. Grundlagen und Diagnostik. Peter Lang, Frankfurt a. Main
5 Zollinger B (1999) Die Entdeckung der Sprache. Haupt, Bern
6 Paparella T, Kasari C (2004) Joint attention skills and language development in special needs populations. Infants and Young Children 17 (3): 269–280
7 Doil H (2002) Die Sprachentwicklung ist der Schlüssel. Frühe Identifikation von Risikokindern im Rahmen kinderärztlicher Vorsorgeuntersuchungen. Universität Bielefeld
8 Mundy P, Gomes A (1998) Individual differences in joint attention skill development in the second year. Infant Behav Dev 21 (3): 477 ff
9 Mundy P, Delgado Ch, Bloch J et al (2003) A manual for the abridged. Early social communication scales – ESCS. University of Miami
10 Rescorla L, Merrin L (1998) Communicative intent in late-talking toddlers. Appl Psycholinguist 19 (3): 393–414
11 Papoušek M, Schieche M, Wurmser H (Hrsg) (2004) Regulationsstörungen der frühen Kindheit. Frühe Risiken und Hilfen im Entwicklungskontext der Eltern-Kind-Beziehungen. Huber, Bern, 89
12 Hartmann K, Keller A, Meyer-Endres R (2008) Therapie von Sprachverständnisstörungen im kinder- und jugendpsychiatrischen Kontext. Forum der Kinder- und Jugendpsychiatrie und Psychotherapie 18 (3): 70–113
13 Sarimski K (2003) Entwicklungsbeurteilung und Förderung im Spiel mit geistig behinderten Kleinkindern. In: Papoušek M, v. Gontard A (Hrsg) Spiel und Kreativität in der frühen Kindheit. Pfeiffer bei Klett-Cotta, Stuttgart, 223
14 Grimm R (2007) Pädagogische Interventionen. In: Amorosa H, Noterdaeme M (Hrsg) Rezeptive Sprachstörungen – Ein Therapiemanual. Hogrefe, Göttingen, 63–70

Therapie von Sprachverständnisstörungen im kinder- und jugendpsychiatrischen Kontext

Katrin Hartmann-Pericevic, Anja Keller, Rosemarie Meyer-Endres

Im klinischen Alltag der Kinder- und Jugendpsychiatrie dominieren aus sprachlicher Sicht expressive Sprachstörungen unterschiedlicher Komplexität. Im Gegensatz dazu wird die Häufigkeit des Vorkommens rezeptiver Störungen noch unterschätzt, welche sich nach klinischen Studien von *Amorosa* und *Noterdaeme* [1, S. 14] zwischen 30 % und 40 % bewegt. Dies ist nicht zuletzt darauf zurückzuführen, dass Sprachverständnisstörungen nicht so augenscheinlich sind wie expressive Sprachstörungen und oft nur durch eine differenzierte Diagnostik und viel Erfahrung erfassbar sind[1].

Gleichzeitig bedeuten Sprachverständnisstörungen (nach ICD 10) in besonderer Weise ein Risiko im Hinblick auf die psychische Entwicklung einerseits und auf die Lebensbewältigung der betroffenen Patienten andererseits. In der Literatur finden sich im Gegensatz zu expressiven Störungen bei rezeptiven Sprachstörungen vielfach Hinweise auf eine deutlich erhöhte Komorbidität zu psychiatrischen Auffälligkeiten sowie auf eine erheblich schlechtere Prognose in Bezug auf Schulabschluss, Teilhabe an Leben und Beruf [z. B. 4–9]. Diese Kinder sind demnach in besonderer Weise in ihrer Entwicklung gefährdet. Sprachverständnisstörungen treten bei einem erheblichen Teil von Kindern mit expressiver Sprachstörung auf, hier ist eine differenzierte Diagnostik der rezeptiven Sprache unabdingbar. Betroffen sind aber auch nicht selten Kinder mit Kommunikationseinschränkungen anderer Genese, beispielsweise Autismus, Mutismus oder geistiger Behinderung. Wenn hier die Einschränkungen im Sprachverständnis über die dem Entwicklungsstand entsprechend zu erwartenden Leistungen hinausgehen [10, S. 201], beeinträchtigen diese zusätzlich die Lebensbewältigung und sind ebenso therapiebedürftig.

---

[1] Hierbei muss berücksichtigt werden, dass häufig „eine definitive Überschätzung des Sprachverständnisses ... aufgrund eines angemessenen Verhaltens der Kinder in Alltagssituationen und in der Schule" entsteht, denn: „richtiges Verstehen ist nicht notwendigerweise eine Sprachverständnisleistung, sondern ist kontextuell und situativ und damit nonverbal bedingt." [2, S. 52] Dies erklärt auch, dass Eltern die Sprachverständnisleistungen ihres Kindes häufig nicht treffend einschätzen können [3, S. 260].

Der vorliegende Beitrag beschäftigt sich mit dem Thema der Sprachverständnistherapie[2], insbesondere im Hinblick auf die interdisziplinäre und komplementäre Zusammenarbeit von Kinder- und Jugendpsychiatern und -psychologen mit Sprachtherapeuten. So teilt sich dieser Artikel in zwei große Bereiche:

Im ersten Teil werden die in der Literatur beschriebenen Therapieansätze bei Sprachverständnisstörungen kritisch beleuchtet sowie Studien in Bezug auf die Effektivität von verschiedenen Therapieansätzen betrachtet.

Im zweiten Teil befassen wir uns mit den komplexen Anforderungen an eine Sprachverständnistherapie. Hier werden zunächst die Auswirkungen der Sprachverständnisstörung auf die Kommunikation, die psychische Entwicklung der Patienten und deren Lebensbewältigung ausführlich dargestellt. Davon ausgehend wird ein Therapiemodell entwickelt, das über die Störungen im Sprachsystem hinausgehend alle anderen Bereiche explizit erfasst und berücksichtigt.

Besonders wichtig ist uns, die Überschneidung der Behandlungsbereiche der Psychiater und Psychologen und der Sprachtherapeuten zu verdeutlichen. Ein möglichst umfassendes Wissen im jeweils anderen Bereich lässt die angebotenen Therapien weitaus effektiver wirken und erleichtert gleichzeitig das Erkennen seiner eigenen Grenzen, um zum Wohle des Patienten entsprechend reagieren zu können.

Darstellungen von Studien und kritische Bewertung von Literatur zur Sprachverständnistherapie

Sondiert man aktuell verfügbare Literatur unter dem Fokus der Sprachverständnistherapie, zeigen sich nicht nur Grenzen bezüglich der Anzahl veröffentlichter Therapiestudien: *Law* et al. [6] kommen im Rahmen ihrer Metastudie zu dem Ergebnis, dass eine Beurteilung der Effektivität therapeutischer Vorgehensweisen oftmals an einer nicht ausreichend erfolgten Evaluierung scheitert. Hinzu kommt eine oft nur sehr geringe Vergleichbarkeit der vorhandenen Ergebnisse aufgrund heterogener Studienschwerpunkte/-konzepte, was vermutlich auch auf die Komplexität der Störung zurückzuführen ist. Auf den Vergleich von Studien wirkt sich des Weiteren aus, dass Kinder mit Sprachverständnisstörung bemerkenswerterweise aus den Studien häufig ausgeschlossen wurden.

---

[2] Ursachen von Sprachverständnisstörungen werden deshalb in diesem Rahmen nicht dargestellt. Für Besonderheiten des diagnostischen Prozedere wird auf den Artikel von Amorosa (in diesem Band) verwiesen.

Auch *Amorosa* und *Gebhard* [11] kommen zu dem Schluss, dass es nur wenige Studien gibt, die gezielt Kinder mit rezeptiven Sprachentwicklungsstörungen untersuchen, und stellen fest, dass es noch weniger Studien gibt, bei denen kontrolliert die Verbesserung des Verständnisses überprüft wird [11, S. 38]. Noch nachdenklicher stimmt die von *Law* et al. veröffentlichte Metastudie[3] [6], in der die Autoren zu dem Schluss kommen, dass eine sprachtherapeutische Intervention v.a. für die Kinder effektiv zu sein scheint, die nicht noch zusätzlich eine Sprachverständnisstörung haben. Bei der Betrachtung der „outcomes" beim Verstehen auf Satzebene sind die Ergebnisse noch klarer: „The effect estimate did not show any significant differences between speech and language interventions versus no treatment." [6, S. 930]

Einzig tatsächlich positiv gefundene und verwertbare Ergebnisse werden z. B. von *Gebhard* [12] bzgl. der Therapie des „comprehension monitoring" (nach [13]) vorgestellt – welche jedoch lediglich auf einer Stichprobengröße von 4 Probanden beruht.

Um sich ein inhaltlich umfassenderes Bild machen zu können über die in der Literatur zu findenden Therapieansätze im Bereich des Sprachverständnisses, sollen diese im Folgenden in einem Überblick beleuchtet werden, ohne jedoch dem Anspruch auf Vollständigkeit entsprechen zu können.

Orientiert an der verfügbaren Literatur[4] werden für die Darstellung folgende Kategorien gewählt:
- Therapie von Basisstörungen
- Kommunikativ-spielerisch orientierte Therapie
- Erarbeiten von Strategien im Umgang mit Sprachverständnisproblemen
- Indirekte Therapie über Beratung und Anleitung

Therapie von Basisstörungen

Die Therapie von Basisstörungen baut auf angenommenen Störungen von Basisleistungen auf. Darunter werden grundlegende Aspekte der Sprachverarbeitung verstanden, die als Voraussetzungen für komplexere Sprachverarbeitung und Sprachverständnis angenommen werden. Ob ihnen diese Bedeutung tatsächlich zukommt, wird allerdings zum Teil sehr kontrovers diskutiert.

[3] Allerdings muss angemerkt werden, dass lediglich zwei Studien einbezogen werden konnten und damit die Basis dieses Ergebnisses darstellen.

[4] Die erweiterte Suche nach therapeutischen Ansätzen, die mit dem Vorzeichen einer Sprachverständnisstörung explizit die Förderung kommunikativer Fähigkeiten bzw. das Problem der Störungsbewältigung auf emotionaler Ebene als Ziel haben, ließ leider nicht fündig werden.

Im Wesentlichen sind dies:
- Auditive Merkfähigkeit
- Auditive Wahrnehmung und Verarbeitung
- Sprachrhythmus

Auditive Merkfähigkeit

Die Hypothese Gillams, der eingeschränkten auditiven Merkfähigkeit mit einem Erarbeiten von Kompensationsstrategien[5] zur Verbesserung des auditiven Kurzzeitgedächtnisses zu begegnen, reflektieren *Amorosa* und *Gebhard* [11, S. 38] kritisch und stellen fest: „Es gibt wenig Untersuchungen dazu, ob sich die Zahl der Items, die behalten werden können, durch das Training tatsächlich verbessert." Ein Hinweis, dass sich ein reduziertes Sprechtempo aber sehr wohl als hilfreich zeigt, ist der Studie von *Montgomery* [14] zu entnehmen, wobei einer eingeschränkten Kapazität des phonologischen Arbeitsgedächtnisses mittels reduzierter Äußerungslänge kein Effekt zukommt.

Das von der Arbeitsgruppe um *Tallal* entwickelte, computergestützte Verfahren „Fast For Word" (FFW) (nach [11]) knüpft an angenommene Störungen im Bereich der Wahrnehmung kurzer, sich schnell verändernder akustischer Reize an. Versucht wird hierbei, mittels akustisch veränderten Sprachangebots[6] auf Silben- und Wortebene sprachliche Fähigkeiten, z. B. in den Bereichen Lautdiskrimination, phonologische Bewusstheit und Satzverständnis zu verbessern.

Abgesehen davon, dass es für den deutschsprachigen Raum keine entsprechende Adaptation des Programms zu geben scheint, findet sich in der Literatur eine durchaus lebhafte Beleuchtung dieses Ansatzes mit doch erheblich differierenden Ergebnissen. Während zum einen sehr positive Fortschritte beschrieben werden, kommen beispielsweise *Cohen* et al. [8] wie auch *Bishop* et al. [15] zu dem Ergebnis, dass durch den Einsatz des FFW kein zusätzlicher therapeutischer Nutzen für spezifisch sprachentwicklungsgestörte Kinder zu erwarten ist. Diese Diskrepanz verwundert insofern nicht, als dass die von *Tallal* angenommenen Voraussetzungen für das Entstehen einer Sprachentwicklungsstörung bislang nicht abschließend bestätigt werden konnten (nach [11], S. 39).

---

5 Im Rahmen von „Gedächtnisspielen" setzt er die Betonung wichtiger Wörter, reduzierte Sprechgeschwindigkeit und Bilder ein.

6 Durch Verlangsamung und Betonung speziell von Konsonanten erhält Sprache eine Stakkato-Qualität [11, S. 38].

Auditive Wahrnehmung

Ein weiterer therapeutischer Ansatz fußt auf dem (zunehmend in „Mode" gekommenen) Konstrukt der „auditiven Verarbeitungs- und Wahrnehmungsstörung" (AVWS). Hierbei wird bei vorab ausgeschlossenen Höreinschränkungen von Störungen in der auditiven Wahrnehmung ausgegangen, welche als ursächlich für das Entstehen von kindlichen Sprachentwicklungsstörungen angenommen werden. In der Literatur lässt sich eine höchst kontrovers geführte Diskussion verfolgen. Eine Untersuchung entsprechender Hörtrainings im Hinblick auf die Verbesserung sprachlicher Fähigkeiten führen jedoch laut von *Suchodoletz* [16] nicht zu dem erhofften Fortschritt. So konstatiert er: „Bei Sprachstörungen können auditive Trainingsverfahren somit nicht als eine kausale Therapie angesehen werden und nicht als Voraussetzung für das Ansprechen einer logopädischen Behandlung. Sie sollten nicht im Mittelpunkt von Interventionen stehen, sondern allenfalls ergänzend in einem multimodalen Therapiekonzept eingesetzt werden. (...) Eine sprunghafte Verbesserung sprachlicher oder anderer Fähigkeiten ist mit einem auditiven Training nicht zu erreichen."[7]

Sprachrhythmus nach Penner

Eine dritte Hypothese nimmt eine Störung sprachrhythmischer Regeln und der zugrunde liegenden Prinzipien des Bedeutungserwerbs als ursächlich an. *Penner* [19] führt in seinem Skript zur Anwendung des von ihm entwickelten Programms „Kon-Lab" zur frühen Sprachförderung aus, dass es für das Kind unmöglich sei, Lautketten mit Bedeutung zu versehen, wenn es nicht in der Lage ist, „akustisch wahrgenommene kontinuierliche Sprechsignale in die einzelnen sprachlichen Einheiten (Wörter, Sätze etc.) – noch ohne Bedeutungszuordnung – zu zerlegen". Das Programm (einzeln und in Gruppen durchführbar, für Kinder mit Sprachentwicklungsstörungen und für Kinder mit Migrationshintergrund) enthält vorgefertigte Interventionsbausteine, die allen Kindern in einer festgelegten Reihenfolge angeboten werden. *Penner* und *Schmid* [20, S. 299] selbst beschreiben bei weitgehender Fokussierung der Förderung expressiver Fähigkeiten gute Fortschritte auch im Sinne zu erwartender „Transfereffekte in den nicht geförderten Domänen wie beispielsweise Frageverstehen, Wortschatz und phonologisches Gedächtnis"

[7] An dieser Stelle soll kurz auf den Technical Report der American Speech-Language-Hearing-Association (ASHA) hingewiesen werden: Das Konsensuspapier wurde von der ASHA in der Weise überarbeitet, dass höhere kognitive Sprachfunktionen (phonologische Bewusstheit einschließlich auditiver Analyse und Synthese, auditiver Aufmerksamkeit, auditivem Gedächtnis), einschließlich des Sprachverstehens, Sprachverständnis und Interpretation des Gehörten aus der Definition einer AVWS ausgeschlossen wurden (nach [17, 18]).

der Kinder durch das Gruppentraining. Unabhängige Studien stehen unseres Kenntnisstandes bis dato aus. Kritisch zu sehen ist, dass bei Auswahl und Durchführung des Programms „die individuelle Symptomatik und Ausprägung der Störung des einzelnen Kindes keine wesentliche Rolle spielt.“ [21, S. 13]. Das Bestreben, dieses Verfahren im Sinne eines „Gießkannenprinzips“ flächendeckend in Kindergärten von (zwar vorab geschulten) ErzieherInnen einsetzen zu wollen, wird als Versuch verstanden, so früh wie möglich möglichst viele Kinder zu fördern. Spezifität und Individualität gehen hierbei verloren.

Kommunikativ-spielerische Ansätze zur Therapie von Sprachverständnisstörungen

Unter kommunikativ-spielerischen Ansätzen lassen sich Vorgehensweisen ganzheitlicher Art mit dem Fokus auf spielerisch-handelnden Kontexten gegenüber eher sprachsystematischen Settings abgrenzen.

Therapie nach Zollinger und Mathieu

Die Therapieansätze sowohl von Zollinger als auch von Mathieu zeichnen sich dadurch aus, dass sie das Sprachverständnis explizit im Fokus ihrer Behandlung sehen – wenn auch im Rahmen einer Behandlung der gesamten Sprachstörung. Den therapeutischen Vorgehensweisen ist gemein, dass sie im Rahmen spielerischer Handlungen in der Kommunikation sprachliche Fähigkeiten zu verbessern versuchen. Hier ergeben sich unterschiedliche Schwerpunkte je nach angenommener Ursache und der Altersgruppe, die im Vordergrund steht.

Zollinger [22, 23] sieht das Entstehen einer Sprachverständnisstörung in Verbindung mit einem mangelnde Vorstellungsaufbau, sodass das Kind real präsente Gegenstände und Personen benötigt, um diese direkt in Verbindung mit Sprache bringen zu können. Die Basis für die sichere Verknüpfung von Sprache und Gegenstand sieht sie im triangulären Blickkontakt. Entsprechend versucht *Zollinger*, orientiert am Interesse des Kindes Spielsituationen herzustellen, in denen es für das Kind Neues zu entdecken gilt, und so den Anreiz zu schaffen, dass das Kind dieses neu „Entdeckte“ mitteilen möchte. Eine Vorauswahl wird von der Therapeutin, entsprechend des vorab erhobenen „Entwicklungsprofils“ [24], getroffen. Hierbei werden praktisch-gnostische, symbolische, sozial-kommunikative und sprachliche (Produktion und Verständnis) Fähigkeiten erfasst.

Große Überschneidungen bestehen zu dem von *Mathieu* [25] entwickelten Vorgehen. Zusammenhänge zwischen auffälliger Sprachverständnisentwicklung, mangelndem Aufbau von Vorstellungen und einem engen Zusammenhang mit der Spielentwicklung führen dazu, das Spiel als therapeutisches Mittel einzusetzen. Es ermöglicht nicht nur, das Kind bei seinen Interessen abzuholen, sondern erhöht die Wahrscheinlichkeit eines Transfers in den Alltag des Kindes. Gegenüber dem Vorgehen nach Zollinger wird im Therapiekonzept von *Mathieu* eine größere Altersspannbreite abgedeckt. Entsprechend wird die Ablösung des spielerischen Vorgehens im Schulalter durch eine „Übungsbehandlung“ als altersentsprechend beschrieben.

Vermutlich auch begründet in einem weiter gefassten Altersspektrum, finden sich im Vergleich beider Vorgehensweisen auch qualitative Unterschiede hinsichtlich der Aspekte Kompensationsstrategien, Erkennen von Verstehen vs. Nichtverstehen und dem Arbeiten an abstrakten Inhalten, z. B. Gefühlen, um diesen auch inhaltlich eine Form zu geben und sie damit verstehbar zu machen.

Theraplay®

Das Konzept des Theraplay wurde in der Arbeit mit verhaltensauffälligen Kindern sowie mit sozial schwachen Familien in den 1960er Jahren von der Psychologin *Jernberg* entwickelt. Es versteht sich als „direktive, körperbezogene, interaktive, positive Spieltherapie“ [26, S. 45]. Diese war zunächst eher im Sinne einer „Vorbehandlung“[8] bei Kindern mit Sprachverständnisstörung gedacht. Dem gegenüber lassen neuere Veröffentlichungen erkennen, dass die Behandlung der Sprachverständnisstörung mittlerweile auch als explizit benannte Indikation für das Arbeiten nach dem Theraplay-Konzept entdeckt wurde, weshalb im Folgenden näher darauf eingegangen werden soll.

Vergleichbar den vorgestellten Konzepten von *Mathieu* und *Zollinger* steht die Beziehung zwischen Kind und Therapeut im Vordergrund, wobei unmittelbare Bezugspersonen als „Kotherapeuten“ in die Therapie einbezogen werden, die das Kind auf dem Schoß haben und mitunter den Therapeuten bei Bedarf vor Übergriffen (z. B. in Form von beißen, treten) schützen sollen. Die Therapie selbst findet in einem eher reizarm gestalteten Raum statt.

[8] Wenn die Fähigkeit des Kindes „zu angemessener interpersonaler Kommunikation so gering ist, dass die notwendige logopädische Behandlung nur mit Schwierigkeiten und mit einer wesentlich verlängerten Therapiedauer durchgeführt werden könnte, wird das Kind zunächst mit Theraplay vorbehandelt, um es für die Logopädie seiner Sprachstörungen zugänglicher zu machen.“ [27]

„Spielzeug wird für Theraplay nicht gebraucht, da das Spiel interaktiv ist, ein paar Utensilien sind nur Mittel zum Zweck, damit sich das Kind besser kennenlernt." Mittels sprachlicher Rituale, Fingerspielen, Auszählversen in Verbindung mit Bewegung, Körpereinsatz und Berührung sollen Sprachrhythmus, -gedächtnis, Aufmerksamkeit auf phonologische Phänomene und auch Sprachverständnis gefördert werden [28].

Kritisch reflektieren von *Gontard* und *Lehmkuhl* [29, S. 95]: „Das Spiel wird aktiv, ausschließlich vom Therapeuten initiiert und kontrolliert. Vorschläge des Kindes werden registriert, aber nicht aufgegriffen, sondern sogar unterbunden. Eine Regression wird induziert durch Berührung, Kleinkindspiele, Wiegenlieder, Füttern (auch mit Babyflaschen), Eincremen von Händen und Füßen, Hochwerfen usw." Die Indikationen sind sehr breit gefächert und reichen von Autismus über AD(H)S und Traumata bis hin zu Bindungsstörungen – und umfassen eben auch Sprachstörungen, expressiver wie rezeptiver Art. Allerdings finden sich hierbei keine Ausführungen dazu, worin tatsächlich die Spezifität der Therapie von Sprachverständnisstörungen mittels Theraplay im Gegensatz zur Therapie anderer Störungsbilder besteht. Omnipotenzansprüche mit einem hohen Stellenwert eindrücklich erscheinender Fallvignetten unterschiedlichster Störungsbilder und unabhängig vom beruflichen Hintergrund des jeweiligen Therapeuten lassen nachdenklich werden. Und doch weisen *Wettig* und *Franke* im Rahmen mehrerer Studienergebnisse auf höchst positive Fortschritte der Kinder auch im Hinblick ihrer rezeptiven Fähigkeiten hin. Eine unabhängig-kritische Überprüfung dieses Ergebnisses wäre sicher interessant.

Entwicklungsproximale und handlungsorientierte Therapien

Zu Ansätzen des sprachtherapeutischen Fundus, die die Förderung rezeptiver Fähigkeiten berücksichtigen, jedoch in unterschiedlichem Ausmaß im Fokus haben, zählen beispielsweise:

- Beschreibung verschiedener Elemente der Sprachverständnistherapie nach *Endres* und *Baur* [30]
- entwicklungsproximales Vorgehen nach *Dannenbauer*
- kontextoptimiertes Vorgehen nach *Motsch*
- patholinguistischer Therapieansatz nach *Siegmüller* und *Kauschke* [21]

Endres und *Baur* beschreiben in ihrem Beitrag des Therapiemanuals zu rezeptiven Sprachstörungen verschiedene Ebenen der Sprachverständnistherapie. Beginnend bei Grundelementen schildern sie Möglichkeiten des therapeutischen Vorgehens in den Bereichen Bewusstsein für Sprache und Kommunikation sowie Wort-, Satz- und Textebene. Unter Verwendung von Gebärden und Schriftsprache als mögliche Unterstützung finden sich in diesem Beitrag zahlreiche praxisbezogene Umsetzungsmöglichkeiten und Therapiebeispiele für verschiedene Altersgruppen und Schweregrade der Störung.

Während sich bei *Dannenbauer* und *Motsch* die Darbietung sprachlich modellhafter Äußerungen in erhöhter Frequenz in spielerische Kontexte eingebettet findet, orientiert sich das Konzept des patholinguistischen Therapieansatzes weniger an den Interessen des Kindes. Hier wird ein isoliertes Vorgehen an einzelnen sprachlichen Ebenen vorrangig mittels systematisch angebotener Bildkarten vorgestellt, ohne Transfereffekte auf andere sprachliche Bereiche zu erwarten [21, S. 17].

Insbesondere in diesem Bereich therapeutischer Vorgehensweisen lässt sich nach wie vor ein großer Forschungsbedarf auch im Hinblick auf die Überprüfung der Effektivität therapeutischer Vorgehensweisen konstatieren. Dass sich bislang diesbezüglich nur eine sehr begrenzte Anzahl an Studien finden lässt, ist sicherlich auch auf die Komplexität der Störung, nicht eindeutig geklärte Ursachengeflechte und die wohl doch sehr individuell angepassten Vorgehensweisen in der Therapie zurückzuführen.

Erarbeiten von Strategien im Umgang mit Sprachverständnisproblemen

Ein Erarbeiten von Strategien im Umgang mit Sprachverständnisproblemen erfordert in gewissem Maße Fähigkeiten, über Sprache, also metasprachlich, reflektieren zu können. Auf dieser Ebene zentriert sich die Literaturrecherche auf einen bereits 1986 veröffentlichten Artikel von *Dollaghan* und *Kaston*, welcher auf der Basis angenommener Störungen im Bereich der Sprachverstehenskontrolle die Prozesse des „comprehension monitoring“ zu verbessern versucht. Es handelt sich hierbei um den Prozess, „durch den ein Hörer sein eigenes Sprachverstehen überprüft, und sobald er Sprachverstehensprobleme entdeckt, darauf reagiert“ [31, S. 33]. *Skarakis-Doyle* et al. [32] stellen fest, dass die Fähigkeit des „comprehension monitoring“ im Laufe der mittleren und späten Kindheit schrittweise erworben wird. Während Kinder mit einer Sprachstörung eher durch präintentionale, nonverbale Verhaltensweisen erkennen lassen, dass sie etwas nicht verstanden haben, zeigen altersgerecht entwickelte Kinder dies direkter, z. B. durch konkretes Verbalisieren. Das Repertoire der sprachgestörten Kinder ist demgegenüber sehr eingeschränkt und besteht v.a. in der Aufnahme von Blickkontakt. *Patterson* et al. (zitiert nach [32]) sehen dies als Hinweis darauf, dass sprachgestörte Kinder sehr wohl in der Lage sind, auf basaler Ebene zwischen Verstehen und Nichtverstehen zu unterscheiden. Diese Signale sollten von den Erwachsenen daher auch als bedeutungsvolle Kommunikation aufgefasst werden. Nicht zu vernachlässigen sind in diesem Zusammenhang Motivation und Interesse der Kinder, sich Inhalte über den Einsatz des „comprehension monitoring" verstehbar zu machen. Diesbezügliche Hinweise gab die Studie von de *Sousa* und *Oakhill* [33, S. 480], die zu dem Schluss kamen, dass „for poor comprehenders, the effectiveness of comprehension monitoring is dependent upon the child's level of interest, and it is more effective at higher interests levels than at lower levels".

Während das „comprehension monitoring" als „strukturiertes Trainingsprogramm" [12] konzipiert ist, kommen sowohl *Gebhard* als auch *Schmitz* und *Diem* [31] zu dem Schluss, dass dieses ausschließlich eingesetzt der Komplexität einer Sprachverständnisstörung nicht gerecht wird. Die genannten Autoren setzen wiederum unterschiedliche Schwerpunkte.

Gebhard ergänzt das Trainingsprogramm auf Ebene der Verbesserung der linguistischen Systeme durch einen vielfältigen Einsatz von Sinneseindrücken, lautsprachbegleitenden Gebärden und schriftsprachlichen Materials, um durch eine „modale Koppelung" das Kind beim Erwerb des passiven Wortschatzes zu unterstützen.

Schmitz und *Diem* sehen neben der Erweiterung der Sprachverstehenskontrolle die Vermittlung der kommunikativen Funktion von Sprache im Sinne *Zollingers* als basalen Baustein in der Therapie des Sprachverständnisses. Sie haben, aufbauend auf dem von *Dollaghan* und *Kaston* [13] veröffentlichten Therapieprogramm, einen Ansatz zur Verbesserung der Sprachverstehenskontrolle vorgestellt (ME-SVK). Das von Dollaghan und Kaston entwickelte Therapieprogramm wurde von ihnen übersetzt und leicht modifiziert. Über den Aufbau von Zuhörverhalten werden zunächst Basisvoraussetzungen für das Aufnehmen sprachlichen Inputs geschaffen. Der Einsatz von vorbereitetem Tonbandmaterial zunehmender Komplexität stellt einen zentralen Aspekt der Vorgehensweise dar. Dies ermöglicht, dass Therapeut und Kind quasi von derselben Perspektive aus gemeinsam reflektieren können, ob das, was vom Tonband gehört wurde, verstehbar ist oder nicht. In diesem Setting ist der Therapeut Modell für das Kind, Nichtverstehen zu erkennen, dieses zu verbalisieren und schließlich klären zu können. Gerade an diesen Erfahrungen, so führen *Schmitz* und *Diem* aus, mangelt es den Kindern. Zudem ist davon auszugehen, dass "people tend to believe that communications they receive are true and complete, and so they tend to try to make sense of any input, no matter how confusing" (*Grice*, 1975, zitiert nach [33], S. 471).

Austauschbare Module lassen sich „individuell auf die vorhandenen Fähigkeiten bzw. Schwierigkeiten des Kindes zugeschnitten durchführen". Vielversprechende Ergebnisse werden berichtet, eine ausführliche Wirksamkeitsstudie liegt noch nicht vor.

Der Ansatz des „comprehension monitoring" findet sich in der Literatur immer wieder positiv diskutiert (z. B. [12], S. 35) und ist bis heute aktuell [31]. Die Schwierigkeiten in der therapeutischen Umsetzung bestehen jedoch darin, dem Patienten eine Flexibilität im Umgang mit dieser Strategie zu vermitteln. Diese ist notwendig, um die Sprachverstehenskontrolle als Strategie situationsabhängig und maßvoll einsetzen und bei Bedarf auf alternative Strategien zurückgreifen zu können. Auch darf die Perspektive des sprachverständnisgestörten Patienten nicht vergessen werden.

Exkurs: Würden die Betroffenen alles erfragen, was sie nicht oder nur ungefähr verstanden haben, wäre die Kommunikation in vielen Fällen in recht kurzer Zeit so stark durch permanente Unterbrechungen gestört, dass die Freude an gemeinsamer Kommunikation auch beim Gesprächspartner darunter leidet. Auch im Schulunterricht sprengt dies aller Erfahrung nach schnell den Rahmen und wird eher als Behinderung des Ablaufs empfunden und nicht als engagierte Unterrichtsbeteiligung. Erschwerend kommt hinzu, dass diese Kinder häufig gar nicht formulieren können, was sie nicht verstanden haben. Wer kann schon Wörter und Satzteile wiederholen, die er eben nicht kennt? Und wer signalisiert gerne alternativ dazu, dass er „gar nichts" verstanden hat? Abgesehen davon: Wer hat nicht Angst davor, permanent Inkompetenzen zu zeigen?

Indirekte Therapie über Anleitung und Beratung

In der Literatur beschriebene Ansätze knüpfen überwiegend an den primären Beziehungspersonen an. Sie haben den meisten Kontakt mit ihren Kindern und erweisen sich in der Regel als „Experten" für ihre Kinder und auch im Hinblick auf ihre Entwicklung als sensibel.

„Bereits im Alter von zwei Jahren wird das Verhalten der sprachentwicklungsgestörten Kinder von ihren Müttern als deutlich auffälliger und schwieriger eingeschätzt als bei sprachlich unauffälligen Kindern. Diese frühen Verhaltensauffälligkeiten belasten einerseits die Interaktion des Kindes mit seinen Bezugspersonen, andererseits behindern sie zusätzlich die bereits durch den Sprachrückstand erschwerte Kommunikation." [34]

Dies verdeutlicht auch die Notwendigkeit, therapeutische Interventionsmaßnahmen früh anzusetzen, um ein sich „Einschleifen" negativer Mechanismen in Interaktion und Kommunikation zu vermeiden, welche sich erschwerend auf die weitere Sprachentwicklung auswirken können. Dies kann – angepasst an die Bedürfnisse wie auch an die persönlichen Ressourcen – entweder in Einzelsettings oder in Gruppensituationen erfolgen.

Schelten-Cornish [35] beschreibt anhand von Fallbeispielen eine indirekte, interaktive Intervention, die bei noch sehr jungen oder aber schwer sprachgestörten Kindern ansetzen kann. Entsprechend basal stellen sich Ansatzpunkte (basierend auf *Zollinger*) dar. Diese Intervention zielt auf die Unterstützung der Eltern im Hinblick auf das Erkennen und Einsetzen sprachfördernder Verhaltensweisen im Alltag ab. Eltern werden somit zu Kotherapeuten, die mit sprachfördernden Verhaltensweisen sofort Bezug auf die momentanen Interessen des Kindes nehmen können, wodurch die kindlichen Verarbeitungsmechanismen optimal auf den sprachlichen Input gerichtet werden.

Als Konzepte, die im Fokus die Anleitung von Eltern sprachentwicklungsverzögerter Kinder haben, ist insbesondere auf das „Hanen-Programm" von *Manolson* [36] sowie die Arbeiten von *Amorosa* und *Endres* [34] sowie *Buschmann* und *Joos* [37] zu verweisen. Es handelt sich jeweils um Konzepte von Elterngruppen, die sich über 6–8 Module erstrecken, zum Teil auch Nachtreffen oder Nachschulungen beinhalten. Neben der Vermittlung von Informationen zum Thema der Sprachentwicklungsstörung geht es immer um die Sensibilisierung der Eltern für die sprachlichen Probleme ihrer Kinder, das Wahrnehmen von daraus resultierenden Schwierigkeiten in der Kommunikation sowie das Erarbeiten von sprachförderlichen Verhaltensweisen und die Stärkung der intuitiven Sprachlehrstrategien, um ein Gelingen der Kommunikation zu ermöglichen. Während *Buschmann* und *Joos* der Modifikation der Bilderbuch-Situation einen zentralen Stellenwert beimessen, sind die Ansatzpunkte sowohl in der Gruppe von *Amorosa* und *Endres* als auch im „Hanen-Programm" in stärkerem Maße alltagsorientiert und situationsunabhängig. Gearbeitet wird im Grunde in allen Konzepten mit Videomaterial. Die Verwendung konkreter Videosequenzen der Eltern-Kind-Interaktion, wie dies bei *Amorosa* und *Endres* in hohem Maße eingesetzt wird, ermöglicht eine sehr individuell an den Bedürfnissen der Teilnehmer ausgerichtete Vorgehensweise. Demgegenüber arbeiten sowohl *Buschmann* als auch *Manolson* viel mit standardisiert erarbeitetem, gruppenübergreifend einsetzbarem Material und Demovideos. Rollenspiele, therapeutische Hausaufgaben etc. sind Bestandteile aller Gruppenkonzepte. Einzig in der Gruppe von *Amorosa* und *Endres* erhält die Sensibilisierung für Sprachverständnisstörungen und deren

Auswirkungen einen klaren Stellenwert in der Konzeption. Ansonsten fällt doch eine sehr deutliche Fokussierung der Elterngruppen auf die Förderung expressiver Fähigkeiten auf. So ist bei genauerer Betrachtung der Konzeption von *Buschmann* und *Joos* zu bemerken, dass sowohl die Auswahl der Risikokinder als auch die Feststellung der sprachlichen Fortschritte im Anschluss an das erfolgte Elterntraining ausschließlich mit expressiv orientierten Verfahren getroffen wird.

Erste Evaluationsergebnisse [34, 37] der Konzepte zeichnen jedoch übereinstimmend positive Entwicklungen sowohl auf Ebene der Eltern als auch der Kinder ab. Berichtet wird von den Eltern selbst über eine größere Sicherheit im Umgang mit ihren Kindern, mit kritisch-„wohlmeinenden" Bemerkungen des Umfelds, aber auch im Hinblick auf Einschätzungen, die es z. B. im Hinblick auf den Eintritt in den Kindergarten oder den Beginn einer Therapie zu treffen gilt [34]. Das Ziel, psychiatrisch präventiv eine entspanntere Eltern-Kind-Interaktion zu erreichen, wird somit bestätigt. Fortschritte werden aber auch auf sprachlicher Ebene sowie im Verhalten des Kindes geschildert und lassen sich auch in Evaluationsstudien belegen [37]. Diese ersten Ergebnisse stützen die Notwendigkeit weiterer Forschungen in diesem Gebiet und sprechen für die Effizienz einer elternfokussierten Vorgehensweise auch im Gruppenkontext, auch wenn natürlich eine ausschließliche Zuordnung von Fortschritten resultierend aus dem erfolgten Elterntraining Schwierigkeiten bereiten dürfte.

Das kindliche Umfeld dehnt sich mit zunehmendem Alter von den Eltern als primäre Bezugs- und damit dominierende Kommunikations- und Interaktionspartner spätestens mit Eintritt in den Kindergarten zunehmend aus. Das Umfeld umfasst dann auch Lehrer sowie pädagogisch-therapeutisches Personal: Als Äquivalent zu dem „Hanen-Programm" für Eltern stellt das „Hanen early childhood educators", mittels des modifizierten Programms „Learning language and loving it™", das pädagogisch-therapeutische Personal als Zielgruppe in den Mittelpunkt. Die Idee dieses Ansatzes ist es ebenfalls, die sprachlichen Schwierigkeiten des Kindes zu erkennen und durch ein entsprechend individuell angepasstes Sprachangebot im Alltag den Spracherwerb zu unterstützen. Anwendung findet es v. a. im Bereich des Vorschulalters. Interessant ist hier das Ergebnis der von *Coulter* und *Gallagher* [38] durchgeführten Evaluationsstudie. Demnach zeigten sich keine Fortschritte in den konkreten sprachlichen Fähigkeiten der Kinder, sehr wohl aber auf Ebene der Interaktionskompetenzen/-fähigkeiten.

Im deutschsprachigen Raum geben *Grimm* [39] sowie *Wagner* und *Werner-Frommelt* [40] mittels praxisorientierter Beispiele und anschaulichen Materials Anregungen, Kinder mit einer Sprachverständnisstörung im pädagogischen wie im schulischen Rahmen zu unterstützen. Aufgezeigt werden sehr wohl auch die Grenzen des therapeutischen Übens im Tagesablauf. Eine Evaluation dieser sehr an den individuellen Bedürfnissen orientierten Vorgehensweise wäre auch unter dem Gesichtspunkt von Interesse, ob sich hier im Gegensatz zu dem Gruppensetting von „Hanen" auch Fortschritte im spezifisch sprachlichen Bereich feststellen lassen.

Zusammenfassend ist festzustellen, dass das Thema der Sprachverständnisstörung in den letzten Jahren zunehmend Interesse erfahren hat. Die Schwierigkeit, ein umfassendes therapeutisches Konzept zu entwickeln, beruht sicher auf bislang nicht geklärtem Ursachengefüge und der Komplexität der Störung. Obwohl vielfach Auswirkungen von Sprachverständnisstörungen auf emotionale Bereiche konstatiert werden, findet die Dynamik in der Kommunikation mit sprachverständnisgestörten Kindern in der Literatur noch wenig Beachtung.

Therapie von Sprachverständnisstörungen

Dynamik der Sprachverständnisstörung

Meist richtet sich der Fokus der Therapie einer Sprachverständnisstörung auf eine Förderung der sprachsystematischen Bereiche Wort-, Satz- und Textebene. Die Dynamik, welche durch eine Sprachverständnisstörung auf Ebene der Kommunikation, Interaktion und Emotionalität ausgelöst wird, wird hierbei meist vernachlässigt.

Personelle Einflussfaktoren

Jeder hat einen eigenen „Stil", um zu kommunizieren. Solange es nicht zu einer Störung in der Kommunikation kommt, wird man sich keine Gedanken machen, welche Faktoren zum Gelingen oder Scheitern einer Kommunikation beitragen und welche Rolle hierbei eigene Verhaltensweisen spielen. Wie ich mich jedoch als Kommunikationspartner verhalte, hängt nicht nur vom konkreten Zusammenspiel in der Kommunikation mit einem Gegenüber ab, sondern ist auch Resultat eigener Kommunikationserfahrungen, Erziehungsvorstellungen, aktueller Befindlichkeit etc. Kommunikation ist etwas Interaktionales, d. h. mindestens zwei Personen sind involviert, jeder bringt eigene Anteile ein (Abb. 1), die auf ein Gegenüber treffen, das eigene und u. U. komplett divergierende Erfahrungen mitbringt. Im Zusammenspiel mit

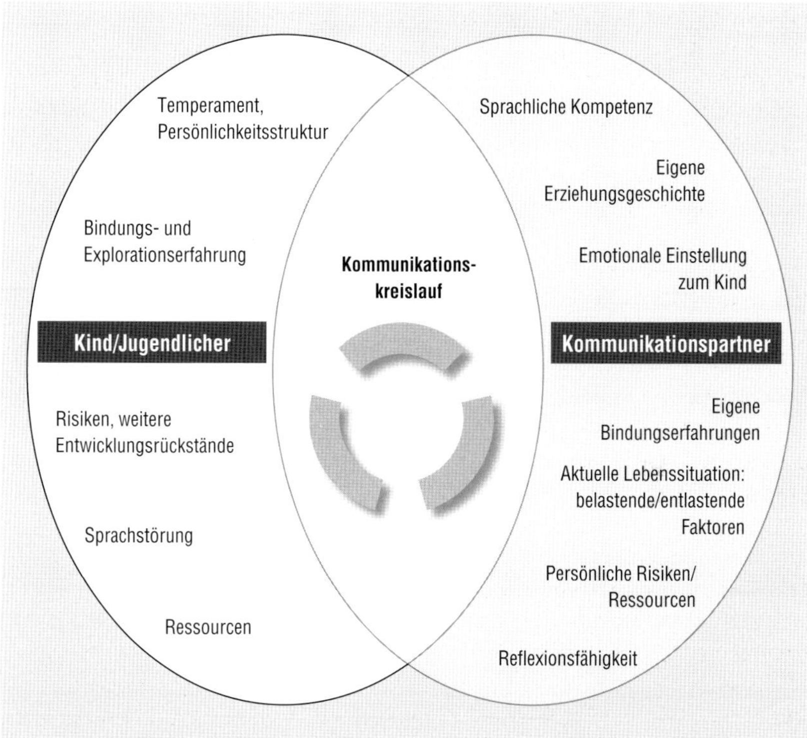

Abbildung 1. Personelle Einflussfaktoren.

biologischen Belastungen, eher ungünstiger genetischer Dispositionen auf Seiten des Kindes sowie psychosozialer Dauerbelastungen können sich diese zu „Risikoketten" verbinden. „Allgemein kann festgestellt werden, dass die Auswirkungen der biologischen Belastung sich im Entwicklungsverlauf abschwächen, während sie bei psychosozialer Dauerbelastung persistieren". [41]

Auswirkungen auf Interaktion und Emotionalität

Ausgelöst durch ein Nicht- oder nur eingeschränktes Verstehen sprachlicher Inhalte kann eine Sprachverständnisstörung zu einer Störung der Kommunikation und Interaktion auf beiden Seiten führen. Kinder irritieren ihr Gegenüber durch ihre inkongruenten Reaktionen, sodass Kommunikation eben nicht einfach „im Fluss" ist, sondern einer ständigen Regulation und Repara-

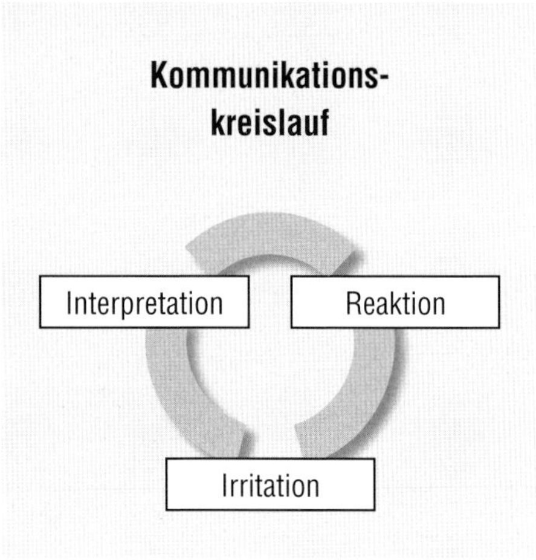

Abbildung 2. Kommunikationskreislauf.

tur durch den Gesprächspartner bedarf, wenn man einen Abbruch der Kommunikation vermeiden möchte. Durch ein fortwährendes Nachregulieren wird Kommunikation mühsam und anstrengend und ein Gelingen ist nicht immer möglich.

Es entsteht ein kommunikativer Kreislauf (Abb. 2), dessen verschiedene Stufen differenzierter beleuchtet werden, um die Dynamik und die Auswirkungen auf Interaktion und emotionale Entwicklung deutlich zu machen.

Durch ein Verständnisproblem entsteht zunächst Irritation bei beiden Kommunikationspartnern. Auf diese Irritation wird mit Interpretationsversuchen reagiert, um herauszufinden, warum die Kommunikation misslingt. Aufgrund einer Interpretation erfolgt eine Reaktion sowohl auf emotionaler als auch auf handelnder Ebene.

Diese inneren „Beschlüsse" und Erfahrungen können wiederum Einfluss darauf haben, wie die nächste Situation des Missverstehens interpretiert und bewältigt wird. Je nachdem, ob die Störung in der konkreten Situation erkannt wird, wird der jeweilige Kommunikationspartner mit der Irritation entsprechend umgehen. Für beide wird es aber Situationen des Erkennens und des Nichterkennens der Ursache einer Irritation geben.

Nichterkennen der Ursache

Wie kann man sich nun vorstellen, was auf der Seite des Kindes und auf der Seite des Kommunikationspartners in solchen Situationen emotional ausgelöst wird (Abb. 3)?

Wie z. B. im Falle des 5-jährigen David: Im Kindergarten sitzt David mit einer Erzieherin und zwei Kindern begeistert an einem Regelspiel und ist kurz davor zu gewinnen. Da er von einem anderen Kind zu dessen Therapie eingeladen wurde, spricht ihn die Therapeutin an, dass sie ihn gerne mitnehmen würde, wenn er mit seinem Spiel fertig wäre. David versteht aufgrund seiner Sprachverständnisstörung, dass er sofort mitkommen, das heißt sein Spiel abbrechen

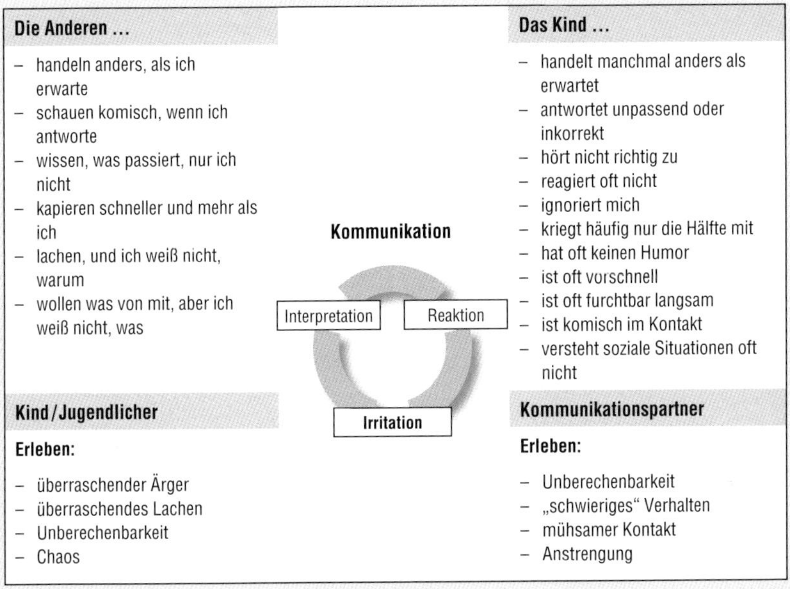

Abbildung 3. Dynamik einer Sprachverständnisstörung – Irritation.

soll. Er reagiert darauf sehr verunsichert, fängt an zu weinen und verweigert sich vehement. Dieses Verhalten würde ohne Wissen um seine Schwierigkeiten als unangemessen und nicht nachvollziehbar empfunden. Gleichzeitig sind infolgedessen Klärungen auf verbaler Ebene nur schwer möglich.

Wird die Ursache der Irritation, nämlich dass eine sprachliche Äußerung nicht korrekt verstanden wurde, nicht erkannt, ergibt sich folgende Dynamik:

Im Versuch, Irritationen aufzulösen und dadurch wieder kommunikative Sicherheit zu erlangen, laufen Prozesse der Interpretation ab, welche letzten Endes als hypothetische Zuschreibungen und Lösungsversuche anzusehen sind.

Auf Seiten des Kindes finden ähnliche Interpretationsversuche statt. Mehrere Literaturstellen [1, 31, 32, 42] bestätigen Erfahrungen im klinischen Kontext, dass Kinder zwar durchaus Irritationen registrieren, aber in ihrem Nichtwissen um die Möglichkeit des Nichtverstehens auch „nicht in Betracht ziehen, dass auch Erwachsene inadäquate Äußerungen produzieren können" [31, S. 34] und folglich sich eher selbst die „Schuld" für Konflikte geben. Sie werden dazu tendieren, sich selbst als insuffizient zu erleben. Auswirkungen auf das

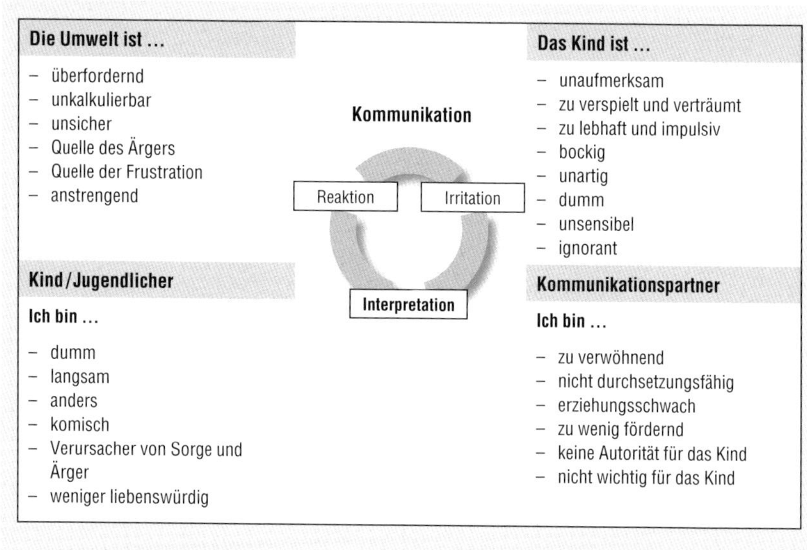

Abbildung 4. Dynamik einer Sprachverständnisstörung – Interpretation.

Entwickeln eines Selbstbildes, mit damit verbundenen negativ gefärbten Annahmen über sich selbst, sind oftmals die Konsequenz (Abb. 4). Kommunikation bleibt letzten Endes nicht kalkulierbar und nicht verlässlich.

Das entstehende Selbstbild des Kindes kann gefärbt sein von Frustration, Verunsicherung bis hin zu Aggression und führt auch in Abhängigkeit von personellen Einflussfaktoren (Abb. 1) zur Entwicklung kompensatorisch intendierter Verhaltensweisen. Diese können sehr individuell aussehen, aus klinischen Erfahrungen kristallisieren sich aber vor allem zwei Erscheinungsbilder heraus.

Während eine Gruppe der Kinder vor allem um Anpassung bemüht ist und durch ein zunächst unauffälligeres Verhalten im Hintergrund bleibt („ja“ sagen, abwarten), versucht ein anderer Teil der Kinder durch stark steuernde Verhaltensweisen in verschiedenen Alltagssituationen Sicherheit zu haben bzw. wiederzuerlangen.

„Einige der Kinder ziehen sich schnell zurück und beschäftigen sich gern allein. Andere dominieren das Geschehen, kommen mit Bildern oder Geschichten, die sie zeigen oder erzählen möchten. Will man dazu Fragen stellen, reagieren sie oft nicht oder wechseln das Thema. Beim Spielen bestimmen sie den Ablauf und gehen auf Vorschläge der Spielpartner wenig ein.“ [1]

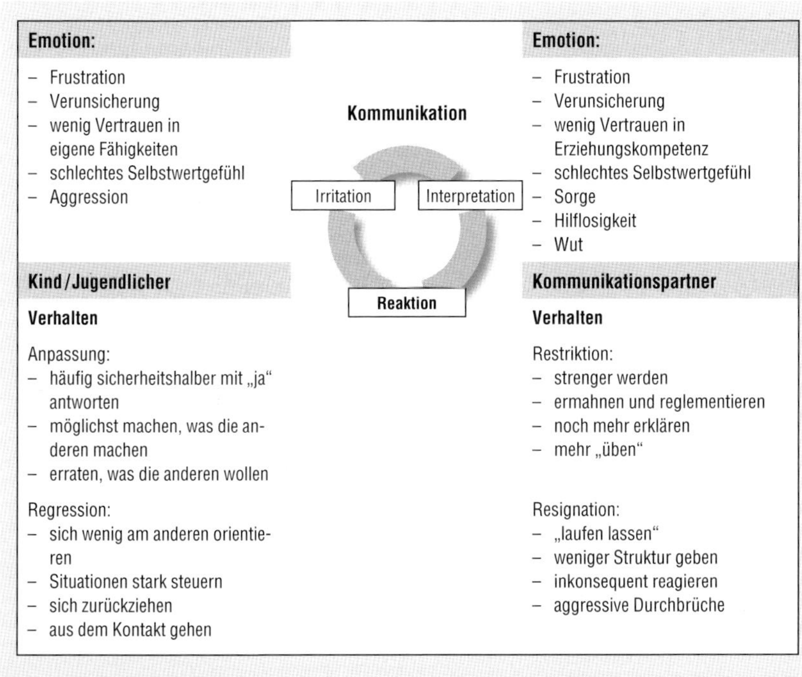

Abbildung 5. Dynamik einer Sprachverständnisstörung – Reaktion.

Auch der Erwachsene wird, im Versuch mit den Schwierigkeiten umzugehen, Hypothesen von als hilfreich erwarteten Verhaltensweisen entwickeln. Entsprechend vorangegangener Interpretationen (z. B.: „Er folgt mir einfach nicht!") wird er möglicherweise mit Strenge und reglementierenden Verhaltensweisen im Sinne autoritärer Erziehung reagieren oder aber resigniert (z. B.: „Ich erreiche ihn ja doch nicht!") im Sinne eines „laissez faire" die Dinge laufen lassen (Abb. 5).

Verhaltensweisen können sich im Zusammenspiel dominierender Kommunikations- und Verhaltensstrategien beider Kommunikationspartner zu Interaktionsmustern einspielen oder verfestigen, die verschiedene Emotionen auslösen. Die Bandbreite reicht von Aggression über Ablehnung, Resignation, Überbehütung bis hin zu abnehmender Kommunikationsfreude, Vermeidung von Kontakt und damit letzten Endes auch von Beziehung.

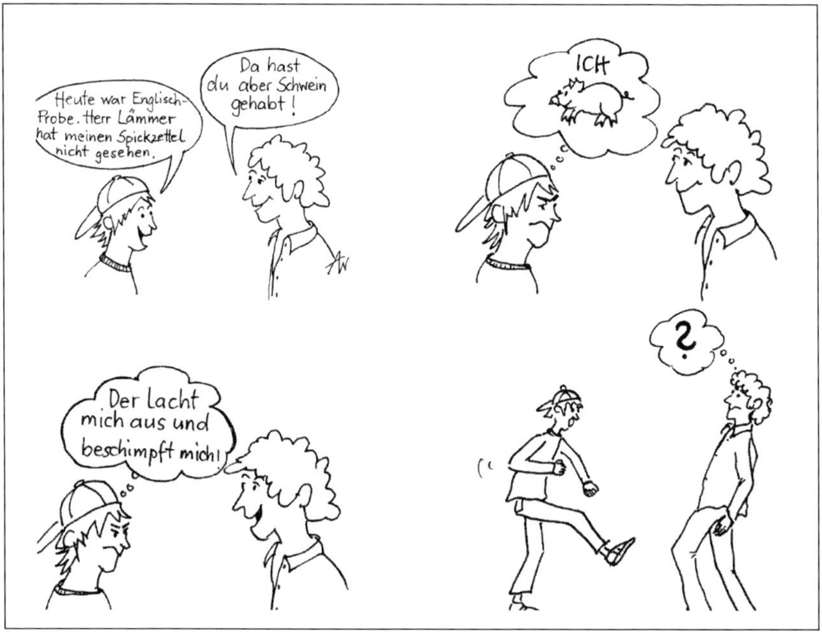
Heute war Englisch-Probe. Herr Lämmer hat meinen Spickzettel nicht gesehen.
Da hast du aber Schwein gehabt!
ICH
Der lacht mich aus und beschimpft mich!
?

Abbildung 6. Beispiel einer misslingenden Kommunikationssituation (Quelle: Angelika Wald 10.2007).

Angesichts des wechselseitigen Charakters von Kommunikation, haben verwendete Strategien und Verhaltensweisen Einfluss auf immer wieder von neuem stattfindende Interpretationsprozesse. Das heißt, durch wiederkehrende positive oder negative Erfahrungen prägt sich die Erwartungshaltung für zukünftige Kommunikationssituationen (Abb. 6). So erklärt sich die heftige Reaktion von David: Aufgrund vorausgegangener Erfahrungen erlebt er kommunikative Anforderungen häufig als überraschend, nicht nachvollziehbar und verbal nicht zu klären. Hier schließt sich der Kommunikationskreislauf, indem David Irritationen mit negativen Erwartungen begegnet und entsprechend schneller frustriert und resigniert reagiert.

Erkennen der Ursache

Weiß man um das Bestehen einer Sprachverständnisstörung, ist es möglich, immer wieder entstehende Irritationen sehr viel häufiger angemessen zu interpretieren und diesen mit veränderten Verhaltensweisen zu begegnen. Da-

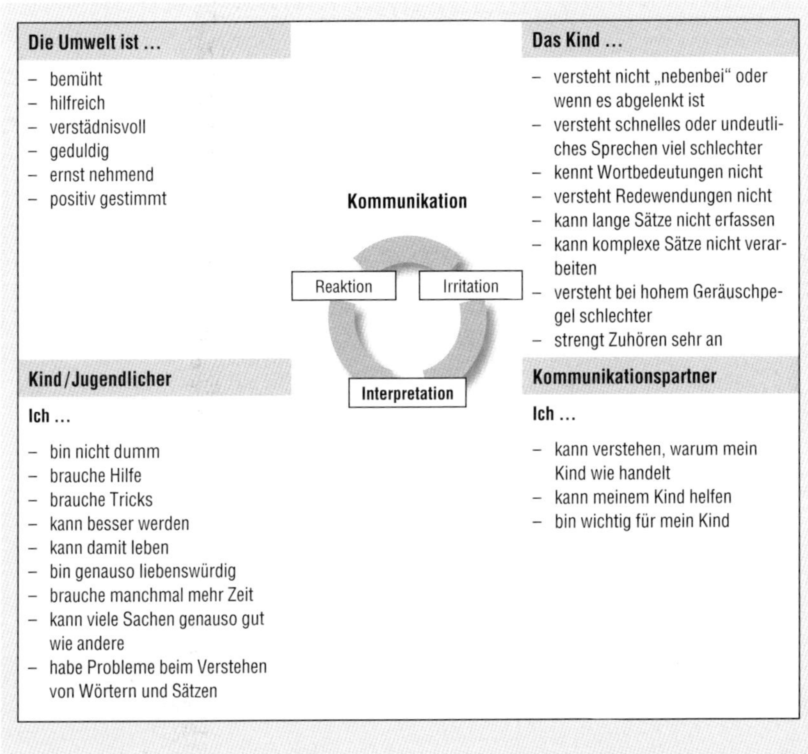

Abbildung 7. Bewältigung einer Sprachverständnisstörung – Interpretation.

mit kann ich mich als Erwachsener als kompetentes Gegenüber erleben und bin für das Kind hilfreich und ermögliche ihm einerseits das Erleben von Spaß an gemeinsamer und gelingender Kommunikation, andererseits bin ich durch die Anpassung der sprachlichen Anforderungen förderlich für die weitere sprachliche wie emotionale Entwicklung des Kindes.

Es ist ein elementares Ziel, dem Kind ein positives Kommunikationserleben zu ermöglichen, welches sowohl für die weitere emotionale Entwicklung als auch für den Zugewinn an Informationen und neuem Wissen von essenzieller Bedeutung ist (Abb. 7 und 8). Möglicherweise gilt es, einen bereits etablierten negativen Interaktions- und Kommunikationskreislauf zu durchbrechen.

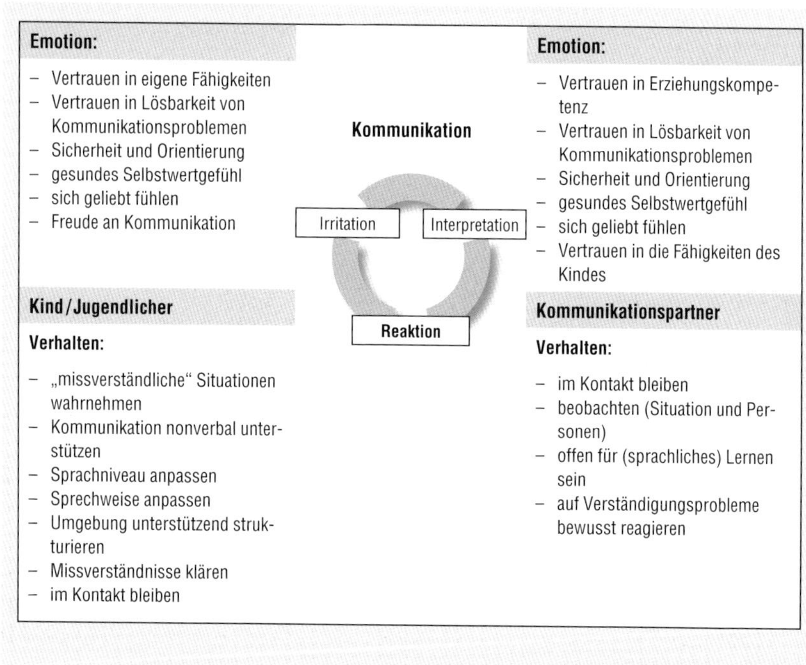

Abbildung 8. Bewältigung einer Sprachverständnisstörung – Reaktion.

Fazit

Je nach Ausprägung der Störung sind Kinder dieser Dynamik in fast allen Lebenssituationen ausgesetzt. Um die oft gravierenden Auswirkungen auf die emotionale Entwicklung zu verhindern, ergibt sich logisch das Ziel, diesen Kreislauf weitmöglichst zu durchbrechen bzw. in einen positiveren Kreislauf zu wenden. Ansatzpunkte sind hier sowohl die Arbeit mit den Patienten als auch mit den häufigsten Kommunikationspartnern. Dies sind neben den Eltern und der Familie sowie dem pädagogisch-therapeutischen Fachpersonal in hohem Maße auch die „peer groups“[9], deren pädagogisches Verständnis in der Regel doch eher begrenzt ist. Unabhängig von Einflussmöglichkeiten auf das Umfeld, welches sich im Alltag auch als begrenzt veränderbar zei-

[9] siehe „social consequences account“ nach Rice [42]: „Insbesondere von Peers werden (die sprachverständnisgestörten Kinder) ignoriert und zurückgewiesen. Natürlich spüren die Kinder, dass sie zunehmend aus Peer-Interaktionen ausgeschlossen werden. Sie beginnen, ein niedriges Selbstwertgefühl und ein negatives Selbstkonzept auszubilden, was dafür mitverantwortlich ist, dass sie sich aus den Interaktionen mit Gleichaltrigen noch mehr zurückziehen und sich vermehrt solchen Erwachsenen zuwenden, die sich auf ihre Sprachdefizite einstellen“ [5, S. 176].

gen kann, ist das Kind immer auch mit Reaktionen „ungeschulter" Menschen konfrontiert. Daher gilt es, unabhängig davon immer auch die therapeutische Arbeit mit dem Kind im Fokus zu haben, um es auf allen Ebenen zu stärken.

Multimodales Sprachverständnistherapiekonzept: KUBSS

Die Auswahl von Zielen innerhalb der Sprachverständnistherapie wird immer maßgeblich von der Fragestellung geleitet, welche Lebensbedeutsamkeit die auftretenden Schwierigkeiten für die Patienten haben. Somit steht die Erweiterung der Kommunikationsfähigkeit im Hinblick auf die Verbesserung der Lebensbewältigung im Mittelpunkt.

Um der Vielschichtigkeit des Störungsbildes und seiner Auswirkungen gerecht zu werden, werden wir im Folgenden ein Therapiemodell vorstellen, das die wesentlichen Aspekte einer Sprachverständnisstörung beinhaltet. Diese betreffen neben der linguistischen Ebene der Störung eben auch die Auswirkungsbereiche Emotionalität, Kommunikation und Interaktion. Kategorisiert werden entsprechend fünf Bereiche (Kommunikation/Umfeld/Bewältigung/Strategien/Sprachsystem – KUBSS; Abb. 9). Vorab erhobene Untersuchungsergebnisse und Beobachtungen erlauben eine individuelle Formulierung von Therapieschwerpunkten, deren zentrale Funktion es ist,

- differenzierte Kommunikation zu ermöglichen,
- das Umfeld anzupassen und
- die Bewältigung der Störung zu erreichen,
- das Sprachsystem zu erweitern,
- Strategien zu modifizieren und zu erweitern.

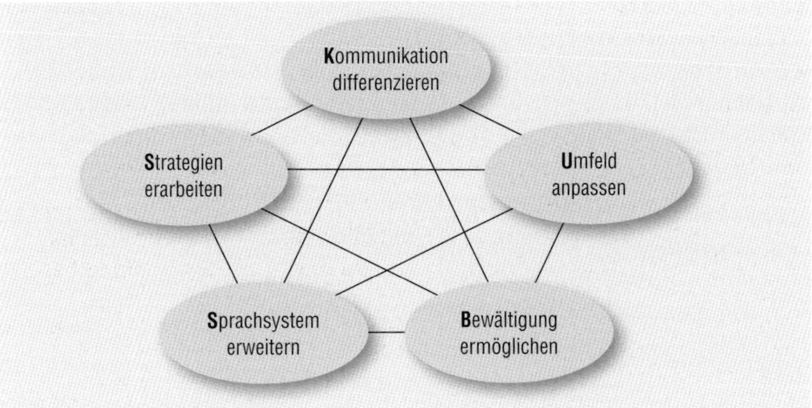

Abbildung 9. Multimodales Sprachverständnistherapiekonzept – KUBSS.

Diese Bereiche beeinflussen sich gegenseitig. So dient es primär der Übersichtlichkeit und dem systematischen Vorgehen, diese weitgehend getrennt zu betrachten.
Im Folgenden werden wir die Therapiesäulen unter folgenden Aspekten konkretisieren und ausführen:

- Ziel: Wozu dient diese Säule im Rahmen der Sprachverständnistherapie?
- Inhalt: Was wird in diesem Bereich konkret umgesetzt?
- Berufsgruppe: Von wem – den Kinder- und Jugendpsychiatern bzw. -psychologen oder den Sprachtherapeuten – soll oder kann dieses Thema bearbeitet werden?

Kommunikation aufbauen und differenzieren

Ziel:

- Voraussetzungen für die Entwicklung kommunikativer Kompetenzen unterstützen
- Sprache als differenziertes Kommunikationsmittel vermitteln

Inhalt:
a) Voraussetzungen für den Erwerb der Sprache als Kommunikationsmittel sind sich früh entwickelnde nonverbale Kompetenzen, Interaktion zu gestalten. Nicht alle, aber ein Teil der sprachverständnisgestörten Kinder zeigt Schwierigkeiten auf der Ebene dieser basalen Kommunikationsentwicklung. Von zentraler Bedeutung sind hier die Fähigkeiten, eine gemeinsam gerichtete Aufmerksamkeit (joint attention) mit dem Kommunikationspartner herzustellen sowie auf entsprechende Angebote zu reagieren. Die Aufmerksamkeit wird hier primär durch Blicksteuerung, Stimme, Gestik, Mimik und Körperhaltung gelenkt, auch wenn diese in der Regel von Seiten des Erwachsenen sprachlich begleitet werden („Schau mal hier“ u. ä.). Bezogen auf die Entwicklung des Sprachverständnisses wird dem Erwerb des triangulären Blicks, also dem wechselnden „Hin- und Herschauen“ des Kindes zwischen dem Sprecher und dem Objekt, über das oder für das gesprochen wird, eine besondere Bedeutung zugewiesen [23].

Ein zweiter wesentlicher Bereich ist die Fähigkeit zum „turn taking“, das heißt dem abwechselndem „Handeln“, gesteuert durch soziale Signale. Wichtig ist hier nicht ein „mechanisches“ Abwechseln, sondern der dadurch entstehende Kontakt sowie der gemeinsame Spaß daran.[10]

[10] Die hier beschriebenen Schwierigkeiten im altersentsprechenden Erwerb basaler Kommunikationsfähigkeiten treten auch bei anderen Störungsbildern auf, wenn auch in der Regel in anderer Qualität, wie z. B. dem Autismus oder ausgeprägter geistiger Behinderung. Hier ist eine sorgfältige Differenzialdiagnostik und Entwicklungsbeobachtung wesentlich.

Bei Schwierigkeiten in diesen Bereichen stehen der Aufbau der sozialen Interaktionsfähigkeit und das Erleben von gelingender, lustvoller Beziehung im gemeinsamen Handeln im Vordergrund.
„As joint attention and reference develop and child and carer are able to attend to the same object or event simultaneously, children make maximum use of the language used in that situation, as it will refer directly to their interest and experience." [43]

b) Eine Reihe von sprachverständnisgestörten Patienten zeigt keine Probleme auf dieser basalen Kommunikationsebene oder überwindet diese. Durch die gravierenden Einschränkungen im Verstehen der sprachlichen Äußerungen können sie jedoch die kommunikativen Funktionen der Sprache häufig nicht umfassend und angemessen differenziert erleben und erfassen.

Sprache hat insbesondere die Funktion
- Kontakt zu unseren Mitmenschen herzustellen,
- Informationen auszutauschen,
- etwas beim Gegenüber zu bewirken.

Gerade die Funktionen, Informationen auszutauschen und etwas beim Gesprächspartner zu bewirken (seien es Handlungen, Interesse oder Mitgefühl), werden nur unzureichend erfahren. In ausgeprägten Fällen erleben die Kinder Sprache zunächst als „Begleitmusik" ohne wesentliche Bedeutung.

Defizite im Erfassen der Kommunikationsfunktion zeigen sich häufig auch in der Sprachverwendung, indem Kinder zwar sprechen, aber wenig auf den Kommunikationspartner bezogen sind. Analog dazu wird dem, was der Gesprächspartner äußert, nicht die angemessene Bedeutung zugeordnet. Diese inneren Konzepte gilt es aufzulösen oder zu differenzieren.

In ihrem Erscheinungsbild zeigen sich diese Probleme natürlich sehr unterschiedlich. Sie reichen von sehr jungen Kindern, die Sprache kaum kommunikativ einsetzen, bis zu Jugendlichen, die die Vielzahl unterschiedlicher Botschaften von Äußerungen nur eingeschränkt erfassen und transportieren können.

Therapeutisch bedeutet dies ein entsprechend umfangreiches Aufgabenfeld. Eckpunkte bilden exemplarisch die soeben beschriebenen Probleme von sehr jungen Kindern, denen zunächst vermittelt werden muss, dass Äußerungen bedeutungsvoll sind und etwas bewirken. Hier geht es in erster Linie darum, Selbstwirksamkeit durch sprachliche Kommunikation zu erleben sowie die Aufmerksamkeit angemessen auf die Äußerungen des Kommunikationspartners zu richten. Am anderen Ende steht die differenzierte Verarbeitung der Bedeutung von Äußerungen. Wesentlich ist nicht nur der verbale Anteil der Äußerung, sondern das korrekte Interpretieren unter Berücksichtigung der zusätzlichen nonverbalen Botschaften (Ironie, Witz, Kritik …) sowie im Rahmen des Kontextes („Du bist aber fleißig!" geäußert vom Lehrer oder vom Mitschüler sind bei entsprechender Intonation völlig unterschiedlich zu interpretieren). Dies gelingt den betroffenen Kindern und Jugendlichen häufig nicht altersangemessen.

Berufsgruppe:

Grundsätzlich sind beide Berufsgruppen mit der Therapie dieser Schwierigkeiten betraut. Insbesondere die sehr jungen Kinder mit Schwierigkeiten in der basalen Kommunikation (joint attention, turn taking) als auch ältere Kinder und Jugendliche, bei denen es um einen relativ hohen Differenzierungsgrad geht, sind in beiden Therapieformen gut zu versorgen. Für Kinder, bei denen es um einen ersten Aufbau und die Differenzierung der Kommunikationsfunktionen verbaler Sprache geht (Triangulierung, Bewusstsein für Kommunikationsaspekte der Sprache), empfehlen wir im Schwerpunkt sprachtherapeutische Maßnahmen, da hier begleitend differenzierteres Wissen über Sprachstrukturen notwendig wird.

Umfeld optimieren

Ziel:
Anpassung der kommunikativen Umgebung, um
- Interaktionsstörungen zu vermeiden oder zu verringern
- Verunsicherungen des Kindes zu reduzieren
- Sprachangebote zu optimieren

Das vorrangige Ziel der Umfeldarbeit ist, das Entstehen von Interaktionsstörungen und deren Etablierung zu vermeiden, um darüber auch der Verunsicherung auf Seiten der Kinder, welche durch fortlaufende Irritationen in der Kommunikation entstehen kann, entgegenzuwirken und somit potenziellen Risiken für die Entwicklung der Familienbeziehungen sowie der Emotionalität des Kindes vorzubeugen.

Über eine Anpassung des sprachlichen Angebots an die Verständnisprobleme des Kindes kann die Sprachverarbeitung und der Erwerb der rezeptiven Sprache dieser Kinder deutlich unterstützt werden. Die Angebote aus der Sprachtherapie auf sprachstruktureller Ebene werden somit optimal ergänzt.

Zielgruppe der Anpassung ihres Sprachverhaltens sind die Personen, die intensiven Kontakt mit den betroffenen Kindern haben, insbesondere

- das familiäre Umfeld,
- das pädagogisch-therapeutische Umfeld (Kindergarten, Schule, Psychotherapie, Ergotherapie …).

Gerade im pädagogisch-therapeutischen Kontext geht es neben den oben beschriebenen Zielen auch darum, die Maßnahmen effizient zu gestalten, um das Kind abzuholen, wo es sprachlich steht. Durch eine adäquate Passung des sprachlichen Inputs kann dieser mit höherer Wahrscheinlichkeit zu einem für das Kind verwertbaren „Intake“ werden und somit die Effektivität der therapeutischen Maßnahme erhöhen.

Inhalt:
Ansatzpunkte sind[11]:

- Erhöhung der Sensibilität für die Verständnisprobleme:
  Hierbei geht es um ein verbessertes Verständnis für die Probleme und die Lebensrealität des Kindes. Dies beinhaltet auch eine erhöhte Sensibilität, das Auftreten von Verständnisproblemen wahrzunehmen, da diese durch schnelle Reaktionen in komplexeren Zusammenhängen leicht übersehen werden können.
- Erhöhung der nonverbalen Anteile in der Kommunikation:
  Dies umfasst den bewussten und verstärkten Einsatz von Sprechmelodie, Körperhaltung, Mimik und Gestik bis hin zu Gebärden.
- Anpassung des Sprechens:
  Es geht im Wesentlichen um eine Modifikation des eigenen Sprechens unter den Parametern Deutlichkeit der Artikulation, Sprechtempo, Einsatz von Pausen und Betonung.
- Anpassung der Komplexität der Sprache:
  Dem Niveau des kindlichen Sprachverständnisses entsprechend werden sowohl der verwendete Wortschatz als auch die Äußerungslänge und grammatikalische Komplexität von Sätzen und Texten angepasst, sodass das Kind mit hoher Wahrscheinlichkeit wesentliche Inhalte sicher verstehen kann.
- Erarbeiten positiver Korrekturstrategien:
  Den Kommunikationspartnern (Eltern, Lehrer, Therapeuten …) werden Strategien vermittelt, in Missverständnissituationen so zu reagieren, dass es von allen Beteiligten als angenehm und kommunikationserhaltend erlebt wird.

Neben diesen grundlegenden Inhalten können natürlich auch andere individuell bedeutsame Themen, wie der Aufbau basaler Kommunikation oder die Unterstützung der kindlichen Kommunikationsstrategien, im Mittelpunkt stehen.

---

[11] Im Anhang dieses Beitrags finden sich „Richtlinien im Umgang mit sprachverständnisgestörten Kindern“ [44].

Berufsgruppe:

Im Idealfall sollte diese Arbeit in direkter Kooperation zwischen Sprachtherapeut und Kinder- und Jugendlichenpsychiater/-psychologen erfolgen. Die Sprachtherapeuten haben aufgrund ihres detaillierteren Wissens über die Sprachleistungen des Kindes Vorteile, die kommunikativen Bedürfnisse differenzierter mit dem Umfeld abzugleichen. Wesentlich ist aber auch, wie intensiv oder langjährig der Kontakt zu den entsprechenden Therapeuten ist.

Realistischerweise muss jedoch leider festgehalten werden, dass die Ressourcen im Praxisalltag oft sehr begrenzt sind. Hier handelt es sich um einen relativ zeitaufwendigen Behandlungsbereich, da häufig erst eine Sensibilität für die Störung des Kindes geschaffen werden muss und Verhaltensänderungen oft nur über einen längeren Behandlungszeitraum zu erreichen sind. Dies setzt auf Seiten der zu beratenden Eltern, Lehrer etc. grundlegend die Bereitschaft voraus, eigenes Verhalten zu beobachten und zu hinterfragen.

Bewältigung ermöglichen

Ziel:
- Klares Selbstbild
- Akzeptanz der Behinderung

Inhalt:
Dass „sichtbare“ Behinderungen Konsequenzen für die Entwicklung des Selbstbildes haben und den betroffenen Menschen einen Prozess der Bewältigung abverlangen, ist leicht nachvollziehbar. Die Auswirkungen einer Sprachverständnisstörung auf die Entwicklung eines Selbstbildes und eines Bildes von der Welt – die nur eingeschränkt verstanden wird – sind gleichwertig ernst zu nehmen. In dieser Säule der Sprachverständnistherapie stehen die Entwicklung eines klaren Selbstbildes sowie der Umgang mit der Behinderung im Mittelpunkt. Im Leben der sprachverständnisgestörten Kinder treten in der Regel immer wieder zentrale Fragen auf, wie z. B.

- Was ist mit mir los?
- Was irritiert mich?
- Was habe ich eigentlich?
- Wer bin ich?
- Wie bin ich?

Diese haben je nach Lebenssituation und Persönlichkeit unterschiedliche Brisanz. Zudem sind sie den Kindern unterschiedlich bewusst. Manche Kinder äußern diese Fragen konkret, häufig werden diese jedoch eher auf Verhaltensebene transportiert.

Vorangegangen sind unzählige und unbewusste Verunsicherungen des Kindes infolge von Sprachverständnisschwierigkeiten, welche oft durch inadäquate Reaktionen des Umfelds verstärkt wurden (Fehlinterpretation mit entsprechender Reaktion) (Abb. 5). Dies zu thematisieren und damit einen bewussten Zugang zu den Schwierigkeiten zu verschaffen, ist ein Kernaspekt dieses Bausteins. Es geht darum, bestehende Einschränkungen für das Kind greifbar und damit beherrschbar zu machen und Generalisierungen auf ein negatives Selbstbild gezielt entgegenzuwirken.

Unterstützt werden kann eine Bearbeitung dieser Themen zwar durch entsprechende Umfeldarbeit, sollte aber unabhängig davon unbedingt auch in der Einzeltherapie erfolgen. Darauf aufbauend schließen sich Fragen zur Akzeptanz und Bewältigung der Schwierigkeiten an, wie z. B.

- Was kann ich tun?
- Wie kann ich damit leben?

Letztlich ist hierfür der Aufbau von Selbstbewusstsein ein wesentlicher Aspekt, wobei es unzureichend ist, allein an den Stärken zu arbeiten, ohne die Schwächen zu thematisieren. Eine Einordnung wäre dem Kind ansonsten nicht möglich. Ohne zu wissen, was die Ursache für die entstehenden Schwierigkeiten in der Kommunikation und Interaktion ist, bleiben Fehlinterpretationen und Insuffizienzgefühle bestehen.

Im Kern geht es somit um das Vermitteln des Störungsbildes, welches in Art und Weise dem individuellen Entwicklungsstand des Kindes bzw. Jugendlichen angepasst sein sollte. Bei sehr jungen Kindern bzw. massiv ausgeprägten Sprachverständnisstörungen ist es z. B. oft notwendig, dies zunächst in stark vereinfachter Form zu vermitteln. Bei älteren Kindern und Jugendlichen sind dem gegenüber zunehmend Rollenspiele und reflektierende Gespräche möglich. Insgesamt soll das Entwickeln eines positiven Selbstbildes unterstützt werden. Dies beinhaltet nicht nur, Stärken auszuleben, sondern auch um eigene Schwächen zu wissen, ihnen den angemessenen Wert zuordnen und beides integrieren zu können. Die Bewältigung der Störung umfasst vor allem bei dieser Patientengruppe auch, den Fokus auf weniger belastete Lebensbereiche zu richten (gemeinsame Aktivitäten statt Kommunikation, Sport, Kunst, Musik, entsprechende Berufswahl etc.).

Berufsgruppe:

Die Vermittlung der Sprachverständnisstörung ist tendenziell eher im Aufgabenbereich des Sprachtherapeuten anzusiedeln, da er über differenzierteres Wissen über die konkrete Störung des Patienten verfügt und somit individuell und spezifischer auf den Patienten eingehen kann.

Die Themen Lebensbewältigung und Selbstwertgefühle sind klassischerweise Themen, die im Rahmen einer psychotherapeutischen Behandlung ihren Platz haben.

Sprachsystem erweitern

Ziel:
- Verbesserung des Sprachverständnisses

Inhalt:
Auf nonverbaler Ebene stehen das korrekte Interpretieren nonverbaler Kommunikationsmittel wie Mimik, Gestik und Intonation im Mittelpunkt. Diese werden in der Therapie verstärkt und gezielt eingesetzt. Die Arbeit mit nonverbalen Kommunikationsmitteln hat drei Funktionen:
- Bei Kindern mit massiven Sprachverständnisproblemen werden als „Übergangsangebot“ gezielt Gebärden sprachbegleitend angeboten, um die Symbolik der sprachlichen Äußerungen zu visualisieren und dem Kind eine „erste“ Kommunikationsfähigkeit zu ermöglichen.
- Der intensive und bewusste Gebrauch von begleitenden nonverbalen Kommunikationsmitteln durch den Therapeuten erleichtert dem Kind die Verarbeitung und die Speicherung der verbalen Sprache.
- Jede sprachliche Äußerung wird in der Regel von nonverbalen Signalen begleitet (mit Ausnahme der Schriftsprache). Somit sind sie stets eine Quelle zusätzlicher (und zum Teil wesentlicher) Informationen, deren optimale Ausschöpfung im Sinne einer Ressource unterstützt wird.

Auf verbaler Ebene geht es im Wesentlichen um den Aufbau und die Erweiterung des Sprachverständnisses auf Wort-, Satz- und Textebene.

Das Wortverständnis umfasst insbesondere die Erfassung und Speicherung von Wortbedeutungen. Dies beinhaltet einerseits den Erwerb verschiedener Bedeutungen von Wörtern je nach Zusammenhang (Krach machen versus Krach haben) sowie die Speicherung verschiedener grammatischer Formen eines Wortes (fliegen, flog, Flug, ich fliege, die Fliege …) mit ihren unterschiedlichen, oft nur in Nuancen abweichenden Bedeutungen.

Das Satzverständnis umfasst einerseits die Verarbeitung zunehmend längerer Sätze, d. h. das Erfassen und Verknüpfen mehrerer Wörter zu einem Sinnzusammenhang. Andererseits werden grammatikalische Strukturen unterschiedlicher Komplexität für die exakte Entschlüsselung von sprachlichen Äußerungen zunehmend bedeutsam.

Das Textverständnis behandelt „Inhaltseinheiten, die aus mehr als einem Satz bestehen, also auch Erzählungen, Erklärungen, Beschreibungen und ähnliches“ [44, S. 320]. Hier geht es um die Verarbeitung zunehmend umfassender Inhalte, insbesondere um Strategien, dies zu bewältigen.

Berufsgruppe:
Dieser Bereich obliegt aufgrund ihrer spezifischen Ausbildung den Sprachtherapeuten.

Strategien erarbeiten

Ziel:
- Kommunikation und Interaktion verbessern
- Rezeptiven Spracherwerb erleichtern
- Schwierigkeiten kompensieren

Inhalt:
Jedes Kind entwickelt aufgrund seiner Sprachverständnisprobleme Strategien, mit diesen umzugehen. Diese sind notwendig, um Kommunikationssituationen zu meistern. Sie entwickeln sich jedoch häufig zu einseitig, ihr Einsatz wird unflexibel oder sie erreichen eine Ausprägung, die als unangemessen empfunden wird. So gilt es zunächst herauszuarbeiten, welche Strategien ein Kind in welchen Situationen überwiegend verwendet. Im Wesentlichen können diese drei Kategorien zugeordnet werden.
- Steuernde Verhaltensweisen:
  Das Spiel stark bestimmen, viel reden, immer ähnliche Abfolgen einfordern …
- Kontaktvermeidende Verhaltensweisen:
  Wenig auf die Umwelt reagieren, wenig Blickkontakt suchen, viel alleine spielen, wenig auf andere zugehen, wenig beobachten …
- Angepasste Verhaltensweisen:
  Genaues Beobachten des Umfeldes, häufiges Antworten mit „ja“ oder freundlichen Floskeln …

Die Verwendung von Strategien ist individuell sehr verschieden, situationsabhängig und zeigt unterschiedliche Auswirkungen auf die Kommunikationssituation (Abb. 5). Dies soll hier exemplarisch kurz verdeutlicht werden.

Anna, 6 Jahre, orientiert sich in hohem Maße an dem Verhalten ihrer Mitmenschen, um zu erkennen, was wohl von ihr erwartet wird, um „fehlende“ Informationen zu kompensieren und auf diesem Wege die Sicherheit in der Kommunikation zu erhöhen. Das Kind ist somit stark nach außen und wenig an seinen eigenen Bedürfnissen orientiert. Es bedeutet enorme Anstrengung, permanent die Erwartungen der anderen „abzulesen“. Anna wirkt daher häufig unkonzentriert. Ab einer gewissen Ausprägung dieses Verhaltens erfährt das Kind zunehmend Ablehnung, da es als zu angepasst und nicht als „gleichwertiger“ Kommunikationspartner erlebt wird.

Ben, 4 Jahre, schenkt seiner Umwelt wenig Aufmerksamkeit, stellt wenig Blickkontakt her und zeigt stark steuernde Verhaltensweisen. Er empfindet das Sprachangebot in alltäglichen Kommunikationssituationen als „zuviel“ und nimmt wahr, dass er darauf nicht so reagieren kann, wie von ihm wohl erwartet wird. Dieses ständige Scheitern aufgrund seiner Verständnisprobleme wird als Stress und Bedrohung erlebt. Durch Steuerung der Situation einerseits und durch Reduktion von Kontaktangeboten andererseits erreicht er eine deutliche Verminderung dieser Erfahrungen und erhöhte Sicherheit. Das Kind erlebt dadurch jedoch weniger Kontakt zu den Mitmenschen und die Umgebung, reagiert frustriert und wendet sich eher ab.

Die Strategien beider Kinder sind per se sinnvoll und hilfreich, beinhalten jedoch sowohl schützende als auch hemmende Anteile. Sie sind je nach Ausprägung und auch abhängig von der Situation unterschiedlich unterstützend, sowohl was den Erwerb der rezeptiven Sprache betrifft, als auch in Bezug auf die Gestaltung und Aufrechterhaltung der Kommunikation. So braucht das Kind Anna insbesondere Unterstützung, die eigenen Bedürfnisse und Wünsche verstärkt wahrzunehmen und diese auch einzubringen. Demgegenüber braucht das Kind Ben Unterstützung, das Gegenüber – unter anderem durch Anbieten von mehr Blickkontakt – zur Kommunikation einzuladen, sich mehr auf Kontakt einzulassen und dadurch adäquatere Interaktionen zu erleben. Durch offeneres Beobachten wird er mehr nonverbale Information erhalten, kann sprachliche Äußerungen besser dem Kontext zuordnen und damit rezeptive Sprache besser erwerben. Beide Kinder brauchen kompetente Hilfe, „neue“ und damit zunächst „riskante“ Verhaltensweisen zu wagen, das bisher vermiedene „Scheitern“ sowie dessen Lösung zu erleben und die Erweiterung ihres Verhaltensrepertoires als gewinnbringend zu erfahren.

Christina, 15 Jahre, wird in ihrer relativ großen Familie als sehr offen und zugewandt erlebt und hat insbesondere mit den kleineren Geschwistern und Cousins einen intensiven und lebhaften Kontakt. In der Realschule zeigt sie sich dagegen überwiegend zurückhaltend. Obwohl sie von ihren Mitschülern sehr akzeptiert ist, hat sie nur wenig engere Kontakte und nimmt an Verabredungen außerhalb der Schule kaum teil. Die höheren Anforderungen an das Sprachverständnis in Gruppensituationen mit Gleichaltrigen verunsichern sie sehr. Ihre Schulleistungen sind schwankend, da sie Aufgabenstellungen immer wieder nicht korrekt versteht. Christina ist somit in ihren Kontaktmöglichkeiten – entgegen ihren Bedürfnissen – erheblich eingeschränkt und erhält schlechtere Noten, als sie ihrem

Wissensstand angemessen wären.

Auch Christina erreicht durch ihre Strategien zunächst „Schutz“, indem ihre Schwierigkeiten im Sprachverstehen nicht generell offensichtlich werden und sie nicht mit entsprechenden Reaktionen konfrontiert wird. Sie benötigt Unterstützung, sich diesen Situationen mehr auszusetzen und konstruktiv mit Missverständnissen umzugehen.

Leitend für die Therapie stehen folgende Fragen im Vordergrund:
- Welche Strategien braucht das Kind, um Kontakt und Kommunikation leichter gestalten und erleben zu können?
- Welche Strategien benötigt das Kind, um Sprache leichter zu verarbeiten und speichern zu können?
- Welche Strategien sind sinnvoll, um Verständnisprobleme zu kompensieren?

Grundvoraussetzung ist hier immer ein therapeutisches Setting, das dem Kind ausreichend Sicherheit gibt, um Neues auszuprobieren und „Fehler“ zu riskieren. Neben einem emotional sicheren Umfeld geht es hier vor allem um das Anbieten kompetenter Lösungen und Reaktionen auf Missverständnissituationen.

Berufsgruppe:
Sowohl Kinder- und Jugendpsychiater und -psychologen als auch Sprachtherapeuten sind mit diesem Thema betraut, da das Kontaktverhalten einerseits oft maßgeblich von der Sprachverständnisstörung beeinflusst ist, andererseits deutliche Auswirkungen auf das emotionale Erleben haben kann. Ein möglichst hoher Grad an Kompetenz aus dem jeweils anderen Professionsbereich sowie das Wissen um seine eigenen Grenzen sind hier wesentlich.

Zusammenfassung

Worin besteht nun die praktische Relevanz des vorgestellten multimodalen Sprachverständnistherapiekonzepts mit den Elementen KUBSS?

Es gilt, trotz der Komplexität der Sprachverständnisstörung sowie der sekundären Belastungen das für das Individuum aktuell Wesentliche nicht aus den Augen zu verlieren. Hier bietet KUBSS eine Struktur sowohl für die Planung therapeutischer Maßnahmen als auch für die kritische Reflexion des therapeutischen Prozesses, um Fortschritte sichtbar zu machen und entsprechend die Formulierung von Schwerpunkten im Verlauf anzupassen.

Konkret bedeutet dies, dass z. B. bei sehr jungen Kindern in einer ersten Phase häufig die Bereiche „Kommunikation“ und „Umfeld“ (insbesondere die Familie) im Fokus stehen und durch eine elementare Arbeit am „Sprachsystem“ (passiver Wortschatz) begleitet wird. Im Vorschulalter kann aufgrund eines wachsenden Bewusstseins des Kindes für sich und seine Umwelt der Bereich „Bewältigung“, insbesondere die Vermittlung der sprachlichen Schwierigkeiten sowie die Stärkung des Selbstbildes, an Bedeutung gewinnen. Daneben steht meist eine intensive Arbeit am „Sprachsystem“.

Bei Jugendlichen können differenziertere „Strategien“ für Schule und Alltag sowie die „Bewältigung“ der Sprachverständnisstörung im Rahmen ihrer Lebensplanung sehr wesentlich sein. Durch erhöhte schulische Anforderungen ist oft auch eine Intensivierung der Arbeit am „Sprachsystem“ wichtig.

Hier versteht sich KUBSS als dynamisches und flexibles Arbeitsmodell, welches mittels regelmäßiger interdisziplinärer Reflexion durch die Behandelnden sowie wiederholter systematischer und umfassender Diagnostik eine individuell angepasste Therapiekonzeption ermöglicht. Angepasst an die individuelle Situation kann so auch immer wieder neu entschieden werden, welche Berufsgruppe therapeutische Schwerpunkte übernimmt. Zu präferieren ist eine enge Verzahnung von kinderpsychiatrischen, sprachtherapeutischen, schulischen und pädagogischen Kompetenzen gegenüber einer „multiprofessionellen Einzelarbeit am Kind“.

Resümee

Das vorgestellte Therapiemodell KUBSS entstand aus der Notwendigkeit, im klinischen Alltag den therapeutischen Bedürfnissen der sprachverständnisgestörten Kinder gerecht zu werden, ohne auf ein Therapiekonzept zurückgreifen zu können, welches alle dargestellten Elemente integrieren würde. Die Darstellung der verschiedenen Säulen macht deutlich, dass in vier der fünf Säulen starke inhaltliche Überschneidungen der Aufgabenbereiche der Psychotherapie und der Sprachtherapie bestehen. Unser Anliegen ist eine möglichst offene Zusammenarbeit sowie ein intensiver fachlicher Austausch, um durch erweiterte Kompetenzen die Kinder bestmöglich zu unterstützen. Damit dies gut gelingen kann, sind ein sensibler Umgang mit den eigenen fachlichen Grenzen und eine wertschätzende Begegnung selbstverständlich.

Nicht nur im Kindes-, sondern ebenso im Jugendlichenalter ist eine abgestimmte Zusammenarbeit zwischen den Berufsgruppen bedeutsam, um imponierende Verhaltensauffälligkeiten differenzialdiagnostisch einordnen zu können. So ist es z. B. keine Seltenheit, dass Patienten wegen Auffälligkeiten auf Verhaltensebene vorstellig werden und im Rahmen einer umfassenden diagnostischen Abklärung dann Sprachverständnisstörungen unterschiedlicher Ausprägung auffallen. In den verschiedenen Altersphasen ist es z.T. eine Herausforderung, therapeutische Ansatzpunkte zu identifizieren. Zum einen dominieren häufig Probleme auf Verhaltensebene, zum anderen haben sich gerade im späteren Kindes- und Jugendalter Kompensationsstrategien oftmals verfestigt, die sich das Kind unbewusst angeeignet hat.

Dabei ist zu berücksichtigen, dass sich Sprachverständnisstörungen weder mit Eintritt in die Pubertät noch in das Erwachsenenalter verlieren [7]. Die mit einer Sprachverständnisstörung am häufigsten assoziierten psychiatrischen Auffälligkeiten, wie „anxiety-related symptoms, social and behavioural difficulties and attention-deficit problems“, haben eher noch eine zunehmende Tendenz.

Insgesamt wird deutlich, dass nach wie vor ein großer Bedarf an Therapiekonzeptionen sowie deren Evaluationen auch über das Grundschulalter hinaus besteht, ist doch gerade das Jugendlichenalter in diesem Bereich noch eher ein „blinder Fleck“ im Bewusstsein sowohl in der Forschung als auch im therapeutischen Alltag.

Literatur

1 Amorosa H, Noterdaeme M (Hrsg) (2003) Rezeptive Sprachstörungen – Ein Therapiemanual. Hogrefe, Göttingen, 38-44

2 Rüth U (2004) Rezeptive Sprachstörungen und Wilfred R. Bions „Lernen durch Erfahrung“. Kinderanalyse 12 (1): 46–69

3 Goorhuis-Brouwer SM (1990) Frühzeitige Erkennung von Sprachentwicklungsstörungen. Die Eltern als engagierte Beobachter von Sprachentwicklungsstörungen. Folia Phoniatrica 42: 260–264

4 Suchodoletz von W, Keiner T (1998) Psychiatrische Aspekte bei sprachgestörten Kindern. Pädiatrische Praxis 54: 395–402

5 Grimm H (2003 a) Störungen der Sprachentwicklung. Hogrefe, Göttingen

6 Law J, Garrett Z, Chad N (2004) The efficacy of treatment for children with developmental speech and language delay/disorder: a meta-analysis. Journal of Speech, Language and Hearing Research 47: 924–943

7 Clegg J, Hollis C, Mawhood L et al (2005) Developmental language disorders – a follow-up in later adult life. Cognitive, language and psychosocial outcomes. Journal of Child Psychology and Psychiatry 46: 128–149

8 Cohen W, Hodson A, O'Hare Aet al (2005) Effects of computer-based intervention through acoustically modified speech (Fast For Word) in severe mixed receptive-expressive language impairment: outcomes from a randomized controlled trial. Journal of Speech, Language and Hearing Research 48: 715–729

9 Snowling MJ, Bishop DVM, Stothard SE et al (2006) Psychosocial outcomes at 15 years of children with a preschool history of speech/language impairment. Journal of Child Psychology and Psychiatry 47: 759–765

10 Gillum H, Camarata S (2004) Importance of treatment efficacy research on language comprehension in MR/DD research. Mental Retardation and Developmental Disabilities Research Reviews 10: 201–207

11 Amorosa H, Gebhard W (2003) Studien zur Behandlung von Sprachverständnisstörungen. In: Amorosa H, Noterdaeme M (Hrsg) Rezeptive Sprachstörungen – Ein Therapiemanual. Hogrefe, Göttingen, 38-44

12 Gebhard W (2007) Sprachverständnisstörungen – diagnostische und therapeutische Anmerkungen zu einem unterschätzten Problem. mitSprache – Fachzeitschrift für Sprachheilpädagogik 39 (1): 23–39

13 Dollaghan C, Kaston N (1986) A comprehension monitoring program for language-impaired children. Journal of speech and hearing disorders 51: 264–271

14 Montgomery JW (2004) Sentence comprehension in children with specific language impairment: effects of input rate and phonological working memory. International Journal of Language and Communication Disorders 39: 115–133

15 Bishop DVM, Adams CV, Rosen S (2006) Resistance of grammatical impairment to computerized comprehension training in children with specific and non-specific language impairments. International Journal of Language and Communication Disorders 41: 19–40

16 Suchodoletz von W (2006) Neue Studien zeigen: Training auditiver Funktionen für sprachgestörte Kinder ohne Nutzen. Forum Logopädie 20: 18–23

17 Brunner M (2007) Schuster, bleib bei Deinem Leisten. HNO 55: 241–244

18 Ptok M (2006) Auditive Verarbeitungs- und Wahrnehmungsstörungen – Erläuterungen zum „Technical Report" der ASHA. HNO 54 (1): 6–8

19 Penner Z (ohne Jahresangabe) Frühe Sprachförderung. Schulungsskript zur Anwendung des Programms „Kon-Lab". Bildungsverlag EINS , Troisdorf

20 Penner Z, Schmid J (2005) Über sprachliches Regellernen und Fördermaßnahmen: das „Kon-Lab-Programm". Sprachheilarbeit 50: 293–299

21 Siegmüller J, Kauschke C (2006) Patholinguistische Therapie bei Sprachentwicklungsstörungen. Elsevier, München

22 Zollinger B (2000) Wenn Kinder Sprache nicht entdecken. Haupt, Bern

23 Zollinger B (2004) Die Entdeckung der Sprache. Haupt, Bern

24 Böhr M (2004) Das Zollinger-Therapiekonzept als Annäherung an sprachauffällige Kinder. Forum Logopädie 18: 14–19

25 Mathieu S (2007) Diagnostik und Therapie von Sprachverständnisstörungen. mitSprache – Fachzeitschrift für Sprachheilpädagogik 39 (1): 5–22

26 Franke U (2007) Antonio und die Wirkung von Theraplay auf sprachverständnisgestörte Kinder. mitSprache – Fachzeitschrift für Sprachheilpädagogik 39 (1): 43–53

27 Wettig HHG, Franke U (2004) Die Wirkung von Theraplay bei rezeptiven Sprachstörungen. Zwei Studien zur Evaluation der Wirkung von Theraplay bei Klein- und Vorschulkindern mit Sprachentwicklungsstörungen und oppositionell-verweigerndem oder scheuem Interaktionsverhalten bzw. mangelnder sozialer Gegenseitigkeit. http://www.pisa-pillen-anikmache.de/dokumente/dgs_2004_10_Rezeptive_Sprachst_Manuskript.doc

28 Franke U (1999) Inhalt und Struktur in der Theraplay-Stunde. Schwierige Kinder verstehen und helfen 18: 14–18

29 Gontard von A, Lehmkuhl G (2003) Spieltherapien – Psychotherapien mit dem Medium des Spiels: II. Neue Entwicklungen. Praxis der Kinderpsychologie und Kinderpsychiatrie 52: 88–97
30 Endres R, Baur S (2003) Sprachtherapeutische Interventionen. In: Amorosa H, Noterdaeme M (Hrsg) Rezeptive Sprachstörungen – Ein Therapiemanual. Hogrefe, Göttingen, 47-62
31 Schmitz P, Diem A (2007) Sprachverstehenskontrolle – Ein wichtiger Ansatzpunkt in der Therapie von Sprachverstehensstörungen. Forum Logopädie 21: 32–39
32 Skarakis-Doyle E, MacLellan N, Mullin K (1990) Nonverbal indicants of comprehension monitoring in language-disordered children. Journal of Speech and Hearing Disorders 55: 461–467
33 de Sousa I, Oakhill J (1996) Do levels of interest have an effect on children's comprehension monitoring performance? British Journal of Educational Psychology 66: 471–482
34 Amorosa H, Endres R (2004) Gruppe zur Anleitung von Eltern junger sprachentwicklungsverzögerter Kinder. Psychiatrische Praxis 31: 129–131
35 Schelten-Cornish S (2005) Indirekte interaktive Intervention bei Kindern mit Sprachentwicklungsstörungen: Analyse an Fallbeispielen. Forum Logopädie 13: 105–111
36 Manolson A (1992) It takes two to talk. A parent's guide to helping children communicate. The Hanen Centre: The Beacon Herald Fine Printing Division
37 Buschmann A, Joos B (2007) Frühintervention bei verzögerter Sprachentwicklung: Heidelberger Elterntraining zur frühen Sprachförderung. Forum Logopädie 21: 6–11
38 Coulter L, Gallagher C (2001) Evaluation of the Hanen early childhood educators programme. International Journal of Language and Communication Disorders 36 (suppl): 264–269
39 Grimm R (2003 b) Pädagogische Interventionen. In: Amorosa H, Noterdaeme M (Hrsg) Rezeptive Sprachstörungen – Ein Therapiemanual. Hogrefe, Göttingen, 63–70
40 Wagner R, Werner-Frommelt A (2003) Schulische Intervention. In: Amorosa H, Noterdaeme M (Hg.) Rezeptive Sprachstörungen – Ein Therapiemanual. Hogrefe, Göttingen, 71–79
41 Noterdaeme M (2003) Ätiologie und Pathogenese. In: Amorosa H, Noterdaeme M (Hrsg) Rezeptive Sprachstörungen – Ein Therapiemanual. Hogrefe, Göttingen, 16–19
42 Gebhard W (2001) Entwicklungsbedingte Sprachverständnisstörungen bei Kindern im Grundschulalter. Status und Diagnostik im klinischen Kontext. Utz, München
43 Cogher L (1999) The use of non-directive play in speech and language therapy. Child Language Teaching and Therapy 15–15
44 Baur S, Endres R (1999) Kindliche Sprachverständnisstörungen. Der Umgang im Alltag und in spezifischen Fördersituationen. Die Sprachheilarbeit 44: 318–328
45 Amorosa H (2006) Diagnostik bei rezeptiven und expressiven Sprachstörungen. In: Petermann U, Petermann F (Hrsg) Diagnostik sonderpädagogischen Förderbedarfs. Reihe: Jahrbuch der pädagogisch-psychologischen Diagnostik – Tests und Trends. Hogrefe, Göttingen
46 Mundy P, Gomes . (1998) Individual differences in joint attention skill development in the second year. Infant Behavior & Development 21: 469–482

Anhang

„Richtlinien": Hinweise zum Umgang mit sprachverständnisgestörten Kindern (Quelle: [44, S. 318–328])

Aufmerksamkeit sichern
- Blickkontakt herstellen (mit Namen ansprechen, anfassen ...)
- andere Handlungen des Kindes kurz unterbrechen, während man mit ihm spricht
- nicht über weite Entfernungen oder von hinten mit dem Kind sprechen
- einzeln ansprechen (Aufträge an die Gruppe bezieht das Kind z. T. nicht auf sich)

Modellieren der eigenen Sprache
- viel Mimik und Gestik verwenden
- die wichtigen Wörter im Satz deutlich betonen
- langsam und deutlich sprechen
- kurze Pausen zwischen Sinneinheiten und Sätzen lassen
- kurze, einfache Sätze verwenden
- Dinge in der Reihenfolge erzählen, in der sie tatsächlich ablaufen (z. B. Du machst jetzt das Bild fertig und kannst dann in die Pause. Zuerst malst du das Bild und dann gehen wir raus. Wenn du fertig gemalt hast, kannst du rausgehen. Nicht: Du kannst in die Pause, wenn du das Bild gemalt hast. Du gehst nicht raus, bevor du nicht fertig bist.)

Überprüfen, ob das Kind wirklich verstanden hat
- gezielte Fragen stellen (wer, wo, warum ...), d. h. Inhalte nicht einfach nur wiederholen lassen oder fragen „hast du verstanden?"
- bei „nicht verstanden" keine zusätzlichen Informationen geben, sondern Inhalte evtl. vereinfacht wiederholen

In spezifischen Fördersituationen
- Zusammenhänge visuell zeigen (Symbole, Skizzen, „Vormachen", anschauliches Material ...)
- Einsatz von Schriftsprache (sofern sie für das Kind eine Hilfe bedeutet)
- Untergliedern in möglichst viele Unterschritte
- „Übersetzen" der Instruktion in die Sprache des Kindes
- gemeinsames Anlegen von schulfachspezifischen „Vokabelheften"
- Reduzieren auf das Wesentliche
- Spicker in Symbolen oder Sprache des Kindes schreiben
- Möglichkeiten erarbeiten, wie das Kind um Hilfe fragen kann

Was wird aus Kindern mit umschriebenen Sprachentwicklungsstörungen?

Waldemar von Suchodoletz

Wenn Eltern bei ihrem Kind ein verzögerter oder gestörter Spracherwerb auffällt, dann sind sie zu Recht beunruhigt. Weil ihr Kind sich sprachlich nur unvollkommen äußern kann und verbale Informationen oft missversteht, befürchten sie, dass dieses in der Entwicklung zurückbleibt und später in der Schule dem Unterricht nicht folgen kann. Ein zentrales Anliegen der Eltern in Beratungsgesprächen ist es deshalb zu erfahren, welche Chancen ihr Kind auf eine unauffällige Entwicklung und Schullaufbahn hat und was einmal aus ihm werden kann.

So verständlich der Wunsch der Eltern nach eindeutigen Aussagen zu den Entwicklungsmöglichkeiten ihres Kindes ist, so ist es doch äußerst schwierig, längerfristige Prognosen abzugeben. Entwicklung ist kein festgelegter Prozess, sondern abhängig von zukünftigen förderlichen oder hemmenden Umwelteinflüssen. Prognostische Aussagen müssen also mit großer Vorsicht erfolgen und je jünger ein Kind ist, umso unsicherer sind diese. Was angegeben werden kann, sind Entwicklungsrisiken und Wahrscheinlichkeiten für zukünftige Verläufe. Trotzt deren Ungenauigkeit sind solche Aussagen aber durchaus von Wert, da sie erkennen lassen, welche Kinder ein besonderes Risiko tragen und deshalb frühzeitig gefördert werden sollten und bei welchen Kindern ohne Therapie abgewartet werden kann.

Generelle Aussagen zur Prognose von Kindern mit Sprachentwicklungsstörungen sind kaum möglich und die Angaben in der Literatur demzufolge widersprüchlich. Je nachdem, welche Falldefinition zugrunde gelegt wird, in welchem Alter und wie lange die Entwicklung der Kinder beobachtet wird und wie Residualsymptome erfasst werden, schwanken die Angaben zur Häufigkeit persistierender Symptome bei Kindern mit expressiven Sprachentwicklungsstörungen zwischen 0 % und 54 % und bei rezeptiven zwischen 26 % und 100 % (Übersicht bei [1]). Es reicht zudem nicht aus, den Verlauf hinsichtlich der Sprachfertigkeiten zu beschreiben. Zur Bewertung der Prognose ist es erforderlich, neben dem Verlauf des Erwerbs expressiver und rezeptiver Sprachleistungen auch die Entwicklung von Intelligenz, Emotionalität, Sozialverhalten, Schulleistungen und späterer beruflicher Integration in die Betrachtung einzubeziehen. Dabei bedürfen Lese- und Rechtschreibleistungen besonderer Beachtung. Bei einem hohen Prozentsatz der sich sprachlich verzögert entwickelnden Kindergartenkinder ist im Schulalter mit einer Lese-Rechtschreib-Störung zu rechnen. Da die Prognose von Kindern mit Sprachentwicklungsstörungen ganz entscheidend vom Alter abhängt, sollen die Entwicklungsaussichten im Folgenden in Abhängigkeit vom Alter beschrieben werden.

Prädiktoren für die normale Sprachentwicklung

Für ein Verständnis gestörter Spracherwerbsverläufe sind Kenntnisse über diejenigen Faktoren, welche die normale Sprachentwicklung beeinflussen, erforderlich, weshalb darauf kurz eingegangen werden soll. Obwohl Sprache erlernt werden muss und dafür eine Anregung durch die Umwelt erforderlich ist, so hat sich doch gezeigt, dass die Geschwindigkeit des Spracherwerbs durch eine Veränderung von Umweltfaktoren nur relativ gering zu beeinflussen ist. Genetische Faktoren entscheiden über die Sprachbegabung und sind insbesondere für den Erfolg beim Erwerb des Lautsystems und grundlegender grammatischer Fähigkeiten von ausschlaggebender Bedeutung. Wortschatz und Sprachkompetenz hingegen werden stärker durch die Umwelt geprägt.

Trotz der eingeschränkten Bedeutung des Umfeldes konnten in linguistischen Studien einige sprachliche und psychosoziale Prädiktoren für die Sprachentwicklung benannt werden. Dazu gehören die Größe und die Qualität („Intellektualität") des Wortschatzes der Mutter, die Länge der von der Mutter benutzten Sätze, die Qualität der Gespräche während der Mahlzeiten sowie die Quantität des Vorlesens und des Austausches über Erlebnisse der Kinder. Bessere Sprachleistungen gehen mit hohem sozioökonomischem Familienstatus und der ersten Stelle in der Geschwisterreihe einher.

Detailliert wurden Prädiktoren für Sprachleistungen im Alter von fünf Jahren im Rahmen einer finnischen Studie über die Relevanz der familiären Belastung mit einer Lese-Rechtschreib-Störung erfasst. Wie aus Abbildung 1 hervorgeht, wurden zu mehreren psychosozialen und sprachlichen Variablen in verschiedenen Altersphasen signifikante Korrelationen gefunden. Insgesamt klären diese 53 % der Varianz der Sprachleistungen fünfjähriger Kinder auf, doch sind die einzelnen Korrelationen und damit die prädiktiven Aussagen der jeweiligen Faktoren recht niedrig und kaum dazu geeignet, bei einzelnen Kindern eine annähernd verlässliche Vorhersage verbaler Fähigkeiten zu

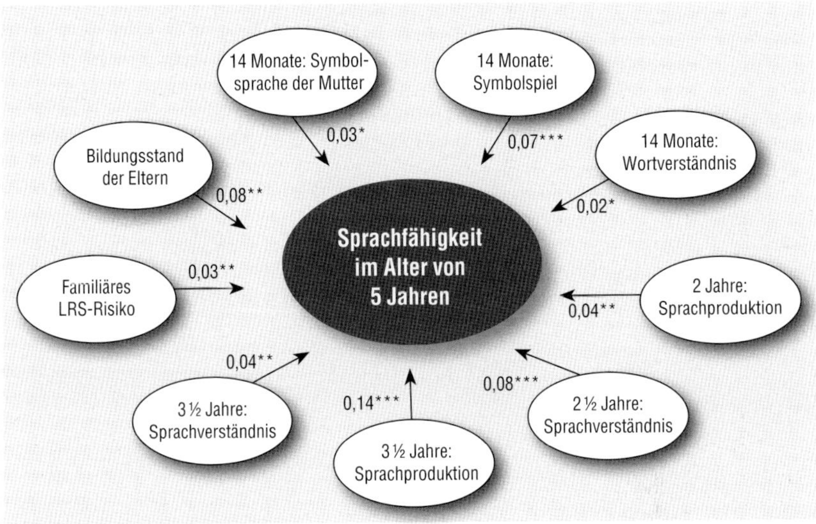

Abbildung 1. Prädiktoren der Sprachentwicklung. Dargestellt sind alle Variablen mit signifikanten Korrelationen zur Sprachfähigkeit im Alter von 5 Jahren. Signifikanzniveau der Korrelationsfaktoren: * < 5 %, ** < 1 % und *** < 0,1 % Irrtumswahrscheinlichkeit (nach [2]).

ermöglichen [2]. Insgesamt sprechen die bisherigen Studien zum normalen Spracherwerb dafür, dass, wenn das Umfeld ein Minimum an Sprachanregung bereithält, bei durchschnittlicher Sprachbegabung mit einer unauffälligen Sprachentwicklung zu rechnen ist und dass eine weitere Erhöhung des Sprachangebots nur eine geringfügige Verbesserung sprachlicher Leistungen bewirkt. Unter Berücksichtigung dieser Erkenntnisse wird auch verständlich, weshalb eine Sprachtherapie in der Regel nur langsame Fortschritte in kleinen Schritten erreicht.

Was wird aus Säuglingen mit Auffälligkeiten in der präverbalen Entwicklung?

Wenn ein Kind im Säuglingsalter wenig oder gar nicht lallt bzw. die Phasen der präverbalen Sprachentwicklung verzögert durchläuft, dann ist in erster Linie an komplexe Entwicklungsstörungen zu denken. Vordringlich ist in solchen Fällen der Ausschluss einer allgemeinen Retardierung der kognitiven Fähigkeiten sowie neurologischer, sensorischer und anderer schwerwiegender körperlicher Erkrankungen. Unabdingbar ist eine pädaudiologische Untersuchung zum Ausschluss einer hochgradigen Hörstörung. Taube Kinder durchlaufen die ersten Stadien der präverbalen Sprachentwicklung weitgehend unauffällig und fallen in den ersten Lebensmonaten deshalb kaum auf. Ab dem Stadium des kanonischen Lallens (Aneinanderreihung mehrerer Lallsilben), das bei hörenden Kindern meist zwischen dem 6. und 9. Lebensmonat einsetzt, bleibt dann aber die weitere Sprachentwicklung aus.

Wenn eine ausführliche Diagnostik keine Hinweise auf übergreifende Störungen ergibt, dann ist von einer umschriebenen Retardierung der präverbalen Entwicklung auszugehen. Deren klinische Relevanz ist bislang aber umstritten.

Zur Erfassung von Kindern mit einer Verzögerung der präverbalen und frühen verbalen Entwicklung wurden in den letzten Jahren mehrere Untersuchungsinstrumente beschrieben. In einem Ansatz wird versucht, durch eine Analyse der Komplexität von Schreimelodien im frühen Säuglingsalter Hinweise auf spätere Sprachentwicklungsstörungen zu erhalten [3]. In anderen Studien werden prosodische Merkmale von *Lallmonologen* [4] oder das Erkennen schnell aufeinanderfolgender akustischer Signale [5] als diagnostisches Kriterium herangezogen. Ob Säuglinge mit Auffälligkeiten in den so erfassten präverbalen Entwicklungsschritten tatsächlich später gehäuft eine Sprachentwicklungsstörung ausbilden, ist nicht belegt. Auch gibt es weder ein standardisiertes Durchführungsdesign noch Normwerte, sodass derartige Methoden bislang nicht über ein experimentelles Stadium hinausgekommen sind.

Eine weitere Möglichkeit zur Früherkennung von Kindern mit Sprachentwicklungsstörungen wird in Elternfragebögen gesehen. *Ward* [6] erfasste mit einem Bogen, der insgesamt 7 Fragen enthielt, bei durchschnittlich 10 Monate alten Säuglingen Wahrnehmung und Reaktionen auf Sprache und Geräusche. Nach Angaben der Autorin konnten Kinder, die im Alter von 3 Jahren eine Sprachentwicklungsstörung hatten, relativ sicher vorhergesagt werden. Nach *Oller* et al. [7] ist das Fehlen des kanonischen Lallens im Alter von 10 Monaten, das mit der Frage „Welche Geräusche macht ihr Baby?“ erfasst wurde, ein verlässlicher Hinweis auf spätere Sprachentwicklungsstörungen. Für den deutschsprachigen Raum wurden in jüngerer Zeit zwei aus dem angloamerikanischen Raum stammende Fragebögen adaptiert. Der „Elternfragebogen zur kindlichen Entwicklung – EfkE“ [8] beurteilt die gesamte kognitive Entwicklung eines Kindes. Auf einer der Skalen wird der sprachliche Entwicklungsstand abgebildet. Ein speziell für die Früherkennung von Sprachentwicklungsstörungen erarbeitetes Verfahren ist der „Elternfragebogen für einjährige Kinder: Sprache, Gesten, Feinmotorik – ELFRA-1“ [9]. Dieser ist eine Adaptation der „MacArthur communicative development inventories (CDI – infant form)" [10] und für die Vorsorgeuntersuchung U6, die zwischen dem 10. und 12. Lebensmonat vorgesehen ist, gedacht. Nach Angaben der Testautorinnen bestehen signifikante Korrelationen zwischen den Ergebnissen im ELFRA-1 und dem produktiven Wortschatz ein Jahr später.

Insgesamt sprechen die Angaben der Testautoren dafür, dass zum Ende der Säuglingszeit mit derartigen Elternfragebögen eine Früherkennung von Risikokindern für spätere Sprachentwicklungsstörungen möglich ist. Bislang liegen aber weder genauere Angaben zur Zuverlässigkeit der Elternfragebögen noch Replikationsstudien durch unabhängige Arbeitsgruppen vor, weshalb wir in eigenen Untersuchungen der Frage von Sensitivität und Spezifität solcher Screeninginstrumente nachgegangen sind. Dazu haben wir ca. 2000 Eltern von 10 bzw. 12 Monate alten Kindern die oben genannten Fragebögen zugeschickt und nach einem Jahr den Sprachentwicklungsstand der Kinder erneut erhoben. Dabei zeigte sich, dass mit keinem dieser Elternfragebögen für das späte Säuglingsalter eine Früherkennung von Sprachentwicklungsverzögerungen im Alter von 2 Jahren möglich ist. Die Trefferquote lag in etwa auf dem Zufallsniveau, sodass solche Instrumente für den Einsatz in der Praxis kaum empfohlen werden können [11, 12].

Eine umschriebene Retardierung der präverbalen Entwicklung ist somit kein Hinweis auf längerfristige Sprachentwicklungsprobleme und kein Grund zur Beunruhigung. Die frühe Sprachentwicklung zeigt ein hohes Maß an Variabilität und Verzögerungen der präverbalen Entwicklung sind kein Ausdruck einer Störung, solange die sonstige Entwicklung der Kinder altersentsprechend verläuft und Hör- oder andere ernsthafte Erkrankungen ausgeschlossen sind. Bei den betroffenen Kindern kann bei genauerer Beobachtung des Verlaufs abgewartet werden. Eine Indikation für eine Behandlung ergibt sich nicht.

Was wird aus „late talkers"?

Liegt im Alter von 24 Monaten der aktive Wortschatz eines Kindes unter 50 und/oder spricht ein Kind noch keine Zweiwortsätze, dann ist von einer Sprachentwicklungsverzögerung auszugehen. Auch im deutschsprachigen Raum werden diese Kinder als „late talkers" bezeichnet.

Zur Diagnostik von Sprachentwicklungsverzögerungen im Alter von 24 Monaten haben sich Elternfragebögen als valide Untersuchungsinstrumente bewährt [13, 14]. Im deutschsprachigen Raum gibt es inzwischen mehrere solcher Elternfragebögen (ELAN, ELFRA-2, FRAKIS, A-CDI). Für den Einsatz in der täglichen Praxis besonders geeignet sind Kurztests, z. B. der SBE-2-KT [15], die von der Mutter in wenigen Minuten z. B. vor der U7 im Wartezimmer ausgefüllt werden können. Deren diagnostische Zuverlässigkeit ist so hoch, dass bei einem auffälligen Befund die Einleitung einer ausführlichen pädaudiologischen und Entwicklungsdiagnostik gerechtfertigt ist [16].

Bevor bei einem Kind mit einer nachgewiesenen Sprachentwicklungsverzögerung zur Prognose Stellung genommen wird, ist abzusichern, dass es sich um eine umschriebene Entwicklungsauffälligkeit handelt und nicht um ein Symptom bei allgemeiner Intelligenzstörung, Hörbeeinträchtigung, umfassender Kommunikationsstörung oder neurologischer bzw. allgemeinkörperlicher Erkrankung. Im Rahmen einer ausführlichen logopädischen Diagnostik ist außerdem zu klären, welche Bereiche der Sprache betroffen sind. Dabei sind Lautbildungsfähigkeit, Sprachproduktion und -verständnis sowie Sprachkompetenz möglichst mit standardisierten Verfahren zu beurteilen.

Nach den ersten Longitudinalstudien, in denen der Verlauf von nur wenigen „late talkers" beobachtet worden war, wurde die Prognose von Kindern, die im Alter von 1½ bis 2½ Jahren eine umschriebene Sprachverzögerung aufwiesen, als recht günstig eingeschätzt. Es wurde angenommen, dass „late talkers" in der Regel ihren Sprachrückstand innerhalb eines halben bis eines Jahres aufholen [17, 18].

Dieses Bild wurde durch größere und längerfristiger angelegte Längsschnittstudien korrigiert [19, 20, 21]. In einer eigenen prospektiven Längsschnittstudie beobachteten wir die Entwicklung von „late talkers" über mehrere Jahre.

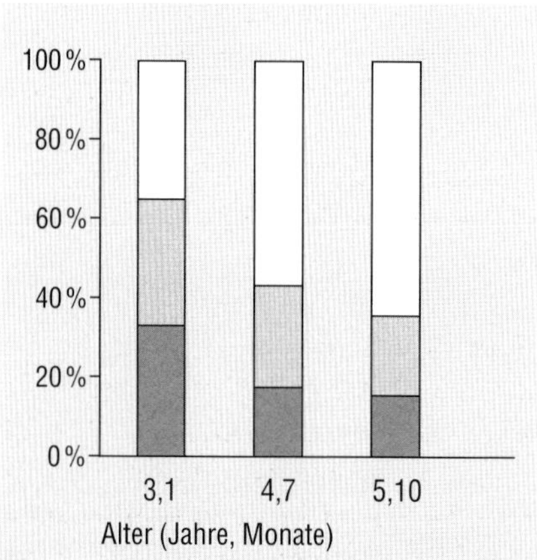

Abbildung 2. Häufigkeit von sprachlichen Schwächen bzw. Sprachstörungen bei ehemaligen „late talkers" bis zum Einschulungsalter (Münchener Längsschnittstudie).
Sprachliche Schwäche: 1–1½ SD unter dem Mittelwert im Sprachtest;
Sprachstörungen: > 1½ SD unter dem Mittelwert im Sprachtest.

■ = Sprache gestört
□ = Sprache schwach
□ = Sprache unauffällig

Die Kinder hatten im Alter von 24 Monaten einen Wortschatz unter 50 und die Werte im Sprachtest (SETK-2) lagen unterhalb von 1½ Standardabweichungen (SD). 44 von 58 „late talkers“ konnten bis ins Vorschulalter nachuntersucht werden. Wie aus der Abbildung 2 hervorgeht, hatte nur etwa ein Drittel der „late talkers“ den sprachlichen Entwicklungsrückstand bis zum Alter von drei Jahren kompensiert. Ein weiteres Drittel zeigte eine Sprachstörung (im Sprachtest > 1½ SD unter dem Mittelwert) und das letzte Drittel eine sprachliche Schwäche (im Sprachtest 1 bis 1½ SD unter dem Mittelwert). Insbesondere phonologische und syntaktische Schwächen sowie eine auffallend kurze Äußerungslänge blieben bei vielen Kindern bis ins vierte Lebensjahr bestehen. Bis zum Alter von 4½ Jahren ging die Zahl der Kinder mit Sprachauffälligkeiten weiter zurück, blieb dann aber bis zum Einschulungsalter weitgehend konstant. Im Vorschulalter erfüllten noch etwa 16 % der ehemaligen „late talkers“ die diagnostischen Kriterien einer umschriebenen Sprachentwicklungsstörung und weitere 18 % hatten deutliche sprachliche Schwächen. In der Kontrollgruppe hingegen hatte kein Kind eine Sprachstörung und nur ein Kind schwache sprachliche Fähigkeiten.

Nach den Erfahrungen anderer Autoren ist im frühen und mittleren Schulalter die Spontansprache bei den meisten ehemaligen „late talkers“ weitgehend unauffällig, doch erreichen etwa 30 % von ihnen sowohl in Sprachproduktions- als auch in Sprachverständnistests lediglich unterdurchschnittliche Werte. Den Kindern fällt es schwer, Geschichten so zu erzählen, dass der wesentliche Inhalt gut verständlich und in sich kohärent mitgeteilt wird [22, 23].

In den ersten Schuljahren treten bei vielen ehemaligen „late talkers“ Probleme beim Schriftspracherwerb auf. Ergebnisse in Lese- und Rechtschreibtests liegen unterhalb des Niveaus, das nach nonverbaler Intelligenz und familiärem Hintergrund zu erwarten wäre. Die Schwierigkeiten beim Lesen und in der Rechtschreibung sind aber nicht so ausgeprägt, dass die Kriterien einer Lese-Rechtschreib-Störung häufiger als bei anderen Kindern erfüllt wären. Die angedeuteten Schulprobleme sind nicht auf den Schriftspracherwerb beschränkt, sondern in vergleichbarer Weise in Mathematik und in anderen Fächern zu beobachten [24].

Bisher gibt es keine Studie, in der die Entwicklung von „late talkers“ bis ins Erwachsenenalter hinein verfolgt wurde. Ob sich der endgültige Schulerfolg und die beruflichen Chancen von denen anderer Kinder unterscheiden, ist ungeklärt. Ob auch Auswirkungen auf die Persönlichkeitsentwicklung zu erwarten sind, ist noch umstritten. Nach unseren Beobachtungen werden „late talkers“ von ihren Eltern gehäuft als Kinder mit einem schwierigen Temperament erlebt [25]. Andere Studien sprechen dafür, dass „late talkers“ im Kindergarten- und Vorschulalter relativ ernst und ängstlich sind und über weniger soziale Kontakte als unauffällig entwickelte Gleichaltrige verfügen [26].

Um zu entscheiden, bei welchem „late talker“ eine Frühförderung unbedingt erforderlich ist und bei welchem Kind abgewartet werden kann, wäre eine Abgrenzung zwischen denjenigen „late talkers“, die später unter einer Sprachentwicklungsstörung leiden, und denen, die den Sprachentwicklungsrückstand recht bald aufholen („late bloomers“), erforderlich. Erstaunlicherweise ist nach den Ergebnissen unserer Studie der Verlauf unabhängig vom Wortschatz. Ob „late talkers“ mit 2 Jahren 4 oder bereits 40 Wörter sprechen, ist ohne Bedeutung für den weiteren Entwicklungsverlauf. Als Prädiktoren haben sich das Sprachverständnis und der Bildungsstand der Mutter erwiesen. Der Vorhersagewert dieser beiden Parameter ist aber nicht groß genug, um eine ausreichend sichere Differenzierung zu ermöglichen, sodass eine zufriedenstellende Vorhersage der weiteren Entwicklung von „late talkers“ bislang kaum gelingt.

Insgesamt lässt sich aus dem bisherigen Kenntnisstand über die Prognose von Kindern mit Sprachentwicklungsverzögerungen im Alter von zwei Jahren ableiten, dass bei Kindern mit umschriebenen Sprachproduktionsschwierigkeiten und durchschnittlichem Sprachverständnis abgewartet und der weitere Verlauf beobachtet werden kann, wenn diese unter guten familiären Förderbedingungen aufwachsen. Liegt jedoch eine familiäre Belastung mit einer Sprachentwicklungs- bzw. Lese-Rechtschreib-Störung vor oder lassen sich Entwicklungsretardierungen auch im Sprachverständnis bzw. in anderen Entwicklungsbereichen, wie z. B. der Motorik oder der sozialen Entwicklung, nachweisen und erhalten die Kinder im familiären Umfeld nur eine unzureichende Unterstützung, dann sollte auch schon in diesem frühen Alter mit einer Intervention begonnen werden. Als Mittel der Wahl ist eine Anleitung der Eltern zu sprachförderndem Verhalten anzusehen (z.B. Heidelberger Elterntraining). Wie Evaluationsstudien belegen, lässt sich dadurch nicht nur eine Beschleunigung der Sprachentwicklung erreichen, sondern auch die Mutter-Kind-Interaktion nachhaltig verbessern. Ist eine Anleitung der Eltern nicht möglich oder in Anbetracht ungünstiger familiärer Verhältnisse wenig Erfolg versprechend, dann sollte eine Therapie direkt am Kind erfolgen, die jedoch deutlich zeitaufwendiger ist. Elternanleitung und direkte Behandlung der Kinder unterscheiden sich nach bisherigem Kenntnisstand nicht hinsichtlich ihrer Wirksamkeit.

Was wird aus sprachentwicklungsgestörten Kindergarten- und Schulkindern?

Die umfangreichste Longitudinalstudie zur Prognose sprachentwicklungsgestörter Kindergarten- und Schulkinder wurde von *Baker* und *Cantwell* [27] durchgeführt. 300 Kinder einer klinischen Population (Alter 2–15 Jahre) wurden fünf Jahre nach Diagnosestellung erneut untersucht. Dabei ergab sich, dass zum Zeitpunkt der Nachuntersuchung Lautbildungsstörungen deutlich weniger ausgeprägt waren, während sich hinsichtlich der expressiven Sprachfähigkeiten der Abstand zur Norm eher vergrößert hatte.

In einer epidemiologisch angelegten Längsschnittstudie wurden insgesamt 284 sprech- bzw. sprachgestörte und 142 altersgerecht entwickelte fünfjährige Kinder in ihrer Entwicklung bis ins Erwachsenenalter hinein verfolgt. Bei einer Nachuntersuchung im Alter von 12 Jahren hatten noch 72 % der sprech- bzw. sprachgestörten gegenüber 12 % der Kontrollkinder erhebliche sprachliche Auffälligkeiten. Dieses Verhältnis blieb bis zum Alter von 19 Jahren unverändert bestehen. Sprachentwicklungsstörungen, die noch im Vorschulalter nachweisbar sind, persistieren somit in einem hohen Prozentsatz bis ins Erwachsenenalter [28, 29].

Persistierende sprachliche Defizite bei Erwachsenen fallen im Alltag aber kaum auf. Die Betroffenen bilden als Anpassung an die Sprachschwäche nur relativ kurze Sätze und vermeiden kompliziertere grammatikalische Strukturen, sodass syntaktische oder morphologische Fehler kaum zu beobachten sind. Eine genauere Beobachtung zeigt jedoch, dass Erzählungen weniger kohärent gelingen, idiomatische Wendungen, Metaphern, Mehrdeutigkeiten und humoristische Aussagen ungenau oder falsch verstanden und nur selten benutzt werden [30].

Eine besonders aussagefähige Untersuchung mit Kontrollgruppe erfolgte durch die Arbeitsgruppe um *Bishop*. Die Diagnose „specific language impairment“ wurde im Alter von vier Jahren gestellt und die Entwicklung der Kinder bis zum 15. Lebensjahr beobachtet. Als entscheidend für die langfristige Prognose erwies sich der Verlauf in den ersten beiden Jahren. Diejenigen Kinder, bei denen mit 5½ Jahren die Diagnose Sprachentwicklungsstörung nicht mehr gestellt werden konnte, erfüllten die diagnostischen Kriterien auch nicht mit 8 und mit 15 Jahren. Allerdings erreichten sie nicht ganz die sprachlichen Fähigkeiten der Kinder der Kontrollgruppe. Bei komplexen sprachlichen Anforderungen, in der phonologischen Bewusstheit und im auditiven Kurzzeitgedächtnis lagen ihre Ergebnisse signifikant unterhalb derjenigen der Vergleichskinder, aber noch innerhalb der Normvarianz. Bei 44 % der Ausgangsstichprobe wurde im Alter von 5½ Jahren unverändert eine umschriebene Sprachentwicklungsstörung diagnostiziert. Die meisten dieser Kinder zeigten auch noch im Alter von 8 [31] und von 15 Jahren [32] erhebliche sprachliche Defizite. Fast alle Kinder mit bis zur Einschulung persistierenden Sprachstörungen hatten im Schulalter eine Lese-Rechtschreib-Störung (Abb. 3) und in Abschlussprüfungen nach der 10. Klasse erreichten sie deutlich unterdurchschnittliche Leistungen, die denen von Kindern mit leichten Lernbehinderungen entsprachen (Abb. 4).

Auf die langfristige Prognose speziell von Kindern mit rezeptiven Sprachentwicklungsstörungen gingen *Rutter* et al. [34] ein. Die Diagnosestellung erfolg-

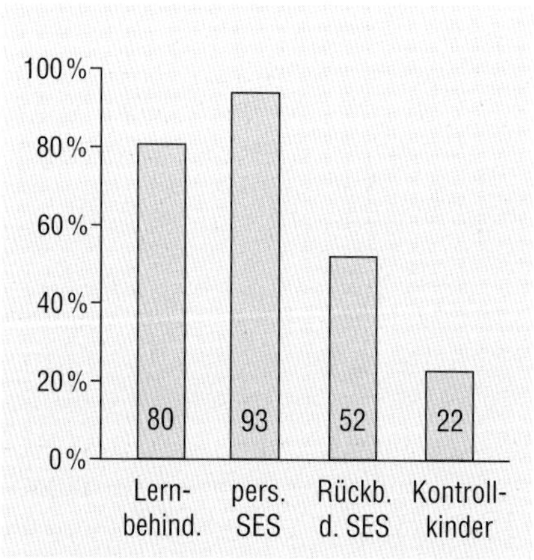

Abbildung 3. Häufigkeit von Lese-Rechtschreib-Problemen im Alter von 15 Jahren bei Kindern, bei denen im Alter von 4 Jahren eine Sprachentwicklungsstörung auffiel (nach [33]). Lernbeh. = schwache allgemeine Intelligenz, pers. SES = bis ins Vorschulalter persistierende Sprachentwicklungsstörung, Rückb. der SES = bis zur Einschulung Rückbildung der Sprachstörung.

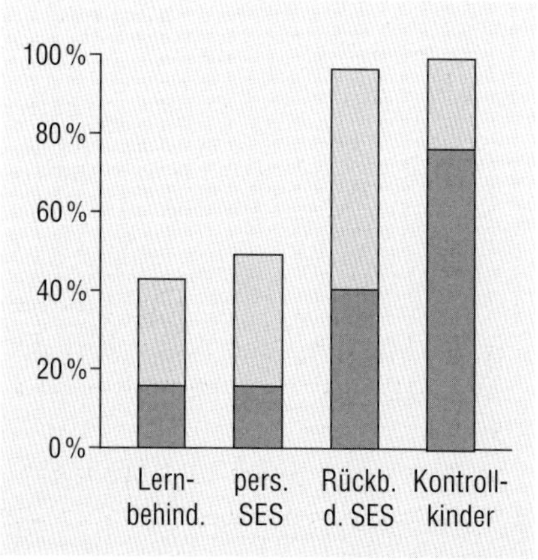

Abbildung 4. Schulerfolg von Kindern, bei denen im Alter von 4 Jahren eine Sprachentwicklungsstörung auffiel (nach [33]). Prozentsatz der Kinder, die nach der 10. Klasse einen Abschluss in Englisch (Muttersprache der Kinder) auf niedrigem (□) oder höherem (■) Niveau erreicht hatten)

te im 7. Lebensjahr. Bis zum 24. Lebensjahr war nur bei einem Drittel eine Normalisierung der sprachlichen Fähigkeiten eingetreten.

Auf einen nicht seltenen Wechsel bei der diagnostischen Zuordnung im Laufe der Entwicklung weisen *Conti-Ramsden* et al. [35] hin. Bei einer Nachuntersuchung von 200 Kindern einer Sprachheileinrichtung, bei denen im Alter von sieben Jahren eine umschriebene Sprachentwicklungsstörung diagnostiziert worden war, wurde im Alter von 11 Jahren bei 58 % die Diagnose bestätigt, bei 34 % eine andere gestellt (z. B. IQ-Minderung, autistisches Syndrom) und nur 8 % der Kinder waren weitgehend symptomfrei.

Eine Sprachentwicklungsstörung hat aber nicht nur auf sprachliche Fähigkeiten, sondern auch auf die Persönlichkeitsentwicklung langfristige Auswirkungen (ausführliche Darstellung s. Beitrag von *Noterdaeme* in diesem Buch). So sind Sprachentwicklungsstörungen im Vorschulalter z. B. ein Prädiktor für die soziale Kompetenz im Jugendalter. Jugendliche mit Sprachstörungen in der Anamnese zeigen geringere Selbstständigkeit und eine verminderte Qualität in ihren Freundschaften zu Gleichaltrigen [36]. Für den Grad an Selbstständigkeit im Jugendalter ist die Laut- und Schriftsprachkompetenz im Vorschul- bzw. frühen Schulalter entscheidender als die nonverbale Intelligenz [37]. Dass bei der Herausbildung psychischer Störungen auch Stigmatisierungsprozesse eine wesentliche Rolle spielen, darauf wurde in den letzten Jahren mehrfach hingewiesen [38, 39].

Bedingt durch eine verlangsamte Wissensaneignung kommt es bei sprachentwicklungsgestörten Kindern auch zu einer verzögerten Entfaltung der allgemeinen intellektuellen Fähigkeiten [40]. Bei jedem vierten Kind liegt der nonverbale IQ nach der Grundschulzeit nur noch im unterdurchschnittlichen Bereich [35]. Im Erwachsenenalter liegt der IQ unter den im Kindesalter ermittelten Werten [28]. Ein Abfall des nonverbalen IQ während der Schulzeit betrifft insbesondere Kinder mit rezeptiven Sprachstörungen.

Prädiktoren für die Entwicklung sprachgestörter Kinder

Ein wesentlicher Prädiktor für die Prognose sprachentwicklungsgestörter Kinder ist die Schwere der Sprachstörung, die allerdings nur etwas über den weiteren Verlauf des Spracherwerbs aussagt. Kinder mit besonders ausgeprägten Sprachproblemen entwickeln eine LRS oder emotionale bzw. Verhaltensauffälligkeiten hingegen nicht häufiger als Kinder mit leichteren Sprachauffälligkeiten. Auch die IQ-Entwicklung ist aus der Schwere der Sprachstörung nicht ablesbar.

Als relativ guter Prädiktor hat sich die Komplexität der sprachlichen Auffälligkeiten erwiesen. Kinder mit reinen Lautbildungsstörungen haben eine insgesamt gute Prognose, sowohl hinsichtlich der weiteren Sprachentwicklung als auch der Schullaufbahn. Deutlich ungünstiger ist der Verlauf bei Kindern mit expressiven Sprachentwicklungsstörungen und noch ungünstiger bei solchen mit rezeptiven [41].

Der längerfristige Vorhersagewert von Ergebnissen in Sprachtests ist eher gering. Am aussagefähigsten sind Leistungen beim „Geschichten Erzählen". Deutlich geringeren prädiktiven Wert haben Befunde aus Sprachtests, welche die Produktion bzw. das Verstehen grammatischer Fähigkeiten überprüfen, und ohne prädiktive Aussage sind Ergebnisse in phonologischen Tests [42].

Das Geschlecht gilt als Prädiktor sowohl für das Auftreten einer Spracherwerbsstörung als auch für den weiteren Verlauf. Bei Mädchen sind Sprachentwicklungsstörungen deutlich seltener zu beobachten. Wenn eine solche auftritt, dann ist bei ihnen die Prognose aber ungünstiger als bei Jungen.

Die nonverbale Intelligenz hat sich in mehreren Studien übereinstimmend als prädiktiv sowohl für die weitere Sprachentwicklung als auch für das Auftreten einer LRS, den Schulerfolg und Verhaltensprobleme erwiesen. Ein Abfall der Intelligenz ist als prognostisch besonders ungünstig zu werten [43].

Eine familiäre Belastung mit einer Sprachentwicklungsstörung erhöht das Risiko, dass bei einem Kind eine Sprachstörung eintritt. Über den weiteren Verlauf des Spracherwerbs oder das Auftreten einer LRS gibt eine familiäre Häufung von Sprachstörungen aber keine Auskunft [44].

Für das Auftreten einer Lese-Rechtschreib-Störung gelten bei einem sprachentwicklungsgestörten Kind die gleichen Prädiktoren wie bei anderen Kindern. Als Risikofaktoren sind Lese-Rechtschreib-Störungen bei Verwandten ersten Grades sowie Schwächen in der phonologischen Bewusstheit, der Benennungsgeschwindigkeit und fehlende Buchstabenkenntnisse im Kindergartenalter anzusehen [31].

Hinsichtlich der prädiktiven Aussage des sozioökonomischen Status sind die Angaben widersprüchlich. Ungünstige familiäre Bedingungen und insbesondere ein niedriges Bildungsniveau der Eltern erhöhen das Risiko für eine Verzögerung beim Spracherwerb. Der Verlauf bei umschriebenen Sprachentwicklungsstörungen hingegen scheint vom sozialen Umfeld weniger abhängig zu sein [42]. Auch ist nicht gesichert, dass eine zweisprachige Erziehung den Spracherwerb bei sprachentwicklungsverzögerten Kindern ungünstig beeinflusst.

Vorübergehende Hörstörungen in der sensiblen Phase des Spracherwerbs oder Hinweise auf eine frühkindliche Hirnschädigung haben keinen Vorhersagewert für die weitere Entwicklung sprachgestörter Kinder.

Über Risiken für die Entwicklung sprachgestörter Kinder ist inzwischen eine Menge bekannt. Unzureichend geklärt ist hingegen, welche protektiven Faktoren die Entwicklungschancen günstig beeinflussen. Als gesichert anzusehen ist die protektive Wirkung eines hohen nonverbalen IQ. Sprachtherapeutische Interventionen können den Spracherwerbsprozess kurzfristig beschleunigen. Längerfristige Wirkungen konnten bislang aber nicht belegt werden [45]. Ob sich eine Beschulung in Spezialeinrichtungen positiv auf die Entwicklung sprachgestörter Kinder auswirkt, ist nicht sicher. Bisherige empirische Überprüfungen erbrachten weder Hinweise auf eine Förderung des Spracherwerbs noch auf bessere Schulleistungen. Auch die emotionale Entwicklung von in Sprachheileinrichtungen beschulten Kindern verläuft nicht günstiger als in Regelschulen und die Kinder werden nicht seltener gehänselt [46].

Zusammenfassung

Die Prognose sprech- oder sprachentwicklungsgestörter Kinder hängt wesentlich davon ab, wie ausgeprägt und komplex die Störung ist und ob sie bis ins Vorschulalter hinein persistiert. Bei Kindern mit umschriebenen Artikulationsstörungen ist nicht mit langfristigen Folgen zu rechnen, während bei Kindern mit expressiven Sprachstörungen zu erwarten ist, dass bei etwa 40 % Sprachdefizite bis ins Jugend- und Erwachsenenalter bestehen bleiben, und bei Kindern mit rezeptiven Sprachstörungen bleiben anhaltende Defizite bei etwa 75 % bestehen.

Wenn auch noch zum Einschulungszeitpunkt die diagnostischen Kriterien einer Sprachentwicklungsstörung erfüllt werden, ist bei drei von vier Kindern mit einer Lese-Rechtschreib-Störung zu rechnen, die wiederum zu Schulschwierigkeiten nicht nur im Fach Deutsch führt. 20 % besuchen trotz normaler Intelligenz Schulen für Lernbehinderte und bei den anderen sind Klassenwiederholungen die Regel. Die Schulprobleme nehmen im Laufe der Schulzeit eher zu als ab. Einen regulären Schulabschluss erreicht etwa die Hälfte dieser Kinder und infolge des begrenzten Schulerfolgs sind auch Berufswahl und spätere berufliche Chancen eingeschränkt. Im Erwachsenenalter verfügen sprachentwicklungsgestörte Kinder über ein niedrigeres Ausbildungsniveau und einen geringeren Sozialstatus als Kinder mit vergleichbarer Begabung.

Schwächen in der Laut- und Schriftsprache führen aber nicht nur zu einer Beeinträchtigung der Schullaufbahn, sondern aufgrund einer eingeschränkten Erfahrungsaneignung auch zu einer Verlangsamung der Intelligenzentfaltung. Im Durchschnitt nimmt auch der nonverbale IQ sprachentwicklungsgestörter Kinder im Laufe der Entwicklung ab. Etwa ein Viertel erreicht im mittleren Schulalter nur noch unterdurchschnittliche IQ-Werte. Besonders gefährdet sind Kinder mit Sprachverständnisstörungen.

Das Risiko psychischer Auffälligkeiten ist bei sprachentwicklungsgestörten Kindern gegenüber unauffällig entwickelten um das Vier- bis Fünffache erhöht. Auch bei einer weitgehenden Rückbildung der Sprachbehinderung persistieren expansive Verhaltensstörungen nicht selten bis ins Erwachsenenalter. Unter delinquenten jungen Erwachsenen werden gehäuft solche mit Sprachentwicklungsstörungen in der Anamnese angetroffen. Während expansive Verhaltensauffälligkeiten nicht selten primär bestehen, nehmen introversive während der Schulzeit zu. Stigmatisierung wird sehr häufig berichtet und jedes dritte sprachgestörte Kind erlebt sich als „Prügelknabe“ in der Klassengemeinschaft. Angststörungen, insbesondere soziale Ängste, werden im frühen Erwachsenenalter bei beiden Geschlechtern mit einer Prävalenz von 25 bis 30 % beobachtet. Das Selbstwertgefühl, aber auch die Fähigkeit zum Erkennen von Emotionen Anderer und zum Lösen sozialer Probleme sind eingeschränkt.

Insgesamt sprechen bisherige Erfahrungen dafür, dass bei Kindern mit persistierenden Sprachstörungen kognitive, emotionale und Verhaltensprobleme, Lernstörungen und Beeinträchtigungen der beruflichen Entwicklungschancen den langfristigen Verlauf prägen. Sprachentwicklungsstörungen sind demnach ein hohes Risiko für spätere sozio-emotionale Dysfunktionalität.

Literatur

1 Law J, Boyle J, Harris F et al (2000) Prevalence and natural history of primary speech and language delay: Findings from a systematic review of the literature. International Journal of Language and Communication Disorders 35: 165–188

2 Lyytinen P, Poikkeus AM, Laakso ML et al (2001) Language development and symbolic play in children with and without familial risk for dyslexia. Journal of Speech, Language, and Hearing Research 44: 873–885

3 Wermke K, Friederici AF (2004) Developmental changes of infant cries – the evolution of complex vocalizations. Behavioral and Brain Sciences 27: 474–475

4 Penner Z (2002) Plädoyer für eine präventive Frühintervention bei Kindern mit Spracherwerbsstörungen. In: Suchodoletz W v (Hrsg) Therapie von Sprachentwicklungsstörungen. Anspruch und Realität. Kohlhammer, Stuttgart, 106–142

5 Benasich AA, Tallal P (2002) Infant discrimination of rapid auditory cues predicts later language impairment. Behavioural Brain Research 136: 31–49

6 Ward S (1992) The predictive validity and accuracy of a screening test for language delay and auditory perceptual disorder. European Journal of Disorders of Communication 27: 55–72

7 Oller DK, Eilers RE, Neal AR et al (1999) Precursors to speech in infancy: The prediction of speech and language disorders. Journal of Communication Disorders 32: 223–245

8 Brandstetter G, Bode H, Ireton HR (2003) Elternfragebogen zur kindlichen Entwicklung – EFkE. Verlag Alexander Möckl, Augsburg

9 Grimm H, Doil H (2000) Elternfragebögen für die Früherkennung von Risikokindern. Hogrefe, Göttingen

10 Fenson L, Dale PS, Reznick JS et al (1993) MacArthur communicative development inventories: User's guide and technical manual. Singular Publishing Group, San Diego

11 Betz-Morhard K (2008) Überprüfung der prognostischen Validität von Elternfragebögen für 10 und 12 Monate alte Kinder zur Früherkennung von Sprachentwicklungsverzögerungen. Magisterarbeit zum Erwerb des akademischen Grades „Magister Artium". München: Ludwig-Maximilians-Universität

12 Sachse S, Pecha A., Suchodoletz W v (2007) Früherkennung von Sprachentwicklungsstörungen. Ist der ELFRA-2 für einen generellen Einsatz bei der U7 zu empfehlen? Monatsschrift Kinderheilkunde 155: 140–145

13 Sachse S, Saracino M, Suchodoletz W v (2007) Prognostische Validität des ELFRA-1 bei der Früherkennung von Sprachentwicklungsstörungen. Klinische Pädiatrie 219: 17–22

14 Sachse S, Suchodoletz W v (2008) Early identification of language delay by direct language assessment or parent report? Journal of Developmental and Behavioral Pediatrics 29: 34–41

15 Suchodoletz W v, Sachse S (2008) Sprachbeurteilung durch Eltern. Kurztest für die U7 (SBE-2-KT). www.kjp.med.uni-muenchen.de/sprachstoerungen/sprachentwicklung.php

16 Suchodoletz W v, Held J (2009) Früherkennung von Late Talkers bei der U7. Ist ein kurzer Elternfragebogen zur Früherkennung geeignet? Kinderärztliche Praxis 80: 398-403

17 Pharr AB, Ratner NB, Rescorla L (2000) Syllable structure development of toddlers with expressive specific language impairment. Applied Psycholinguistics 21: 429–449

18 Thal D, Tobias S, Morrison D (1991) Language and gesture in late talkers: A 1-year follow-up. Journal of Speech and Hearing Research 34: 604–612

19 Paul R (1993) Patterns of development in late talkers: Preschool years. Journal of Childhood Communication Disorders 15: 7–14

20 Rescorla L, Dahlsgaard K, Roberts J (2000) Late-talking toddlers: MLU and IPSyn outcomes at 3;0 and 4;0. Journal of Child Language 27: 643–664

20 Rescorla L, Dahlsgaard K, Roberts J (2000) Late-talking toddlers: MLU and IPSyn outcomes at 3;0 and 4;0. Journal of Child Language 27: 643–664

21 Sachse S (2007) Neuropsychologische und neurophysiologische Untersuchungen bei „late talkers" im Quer- und Längsschnitt. Dr. Hut, München

22 Paul R, Murray C, Clancy K et al (1997) Reading and metaphonical outcomes in late talkers. Journal of Speech, Language, and Hearing Research 40: 1037–1047

23 Rescorla L (2005) Age 13 language and reading outcomes in late-talking toddlers. Journal of Speech, Language and Hearing Research 48: 459–472

24 Rescorla L (2005) Outcome at age 17 of late-talking toddlers. In: Xth International Congress for the Study of Child Language of the International Association for the Study of Child Language, Berlin (Abstracts)
25 Aster D v, Sachse S, Suchodoletz W v (2005) Verhaltensbesonderheiten bei zweijährigen Kindern mit einer Sprachentwicklungsverzögerung (Late talkers). In: Resch F (Hrsg) Die Sprache in der Kinder- und Jugendpsychiatrie. Zur Bedeutung kommunikativer Prozesse in Diagnostik, Therapie und Forschung. Vandenhoeck & Ruprecht, Göttingen
26 Paul R, James DF (1990) Language delay and parental perceptions. Journal of the American Academy of Child and Adolescent Psychiatry 29: 669–670
27 Baker L, Cantwell DP (1987) A prospective psychiatric follow-up of children with speech/language disorders. Journal of the American Academy of Child and Adolescent Psychiatry 26: 546–553
28 Beitchman JH, Wilson B., Brownlie EB et al (1996) Long-term concistency in speech/language profiles: I. Developmental and academic outcomes. Journal of the American Academy of Child and Adolescent Psychiatry 35: 804–814
29 Cohen NJ (2002) Developmental language disorders. In: Howlin P, Udwin O (eds) Outcomes in neurodevelopmental and genetic disorders. Cambridge University Press, 2655
30 Bishop DVM (1997) Uncommon understanding. Development and disorders of language comprehension in children. Psychology Press, Hove
31 Bishop DVM, Adams C (1990) A prospective study of relationship between specific language impairment, phonological disorders and reading retardation. Journal of Child Psychology and Psychiatry and allied Disciplines 31: 1027–1050
32 Stothard SE, Snowling MJ, Bishop DV et al (1998) Language-impaired preschoolers: a follow-up into adolescence. Journal of Speech and Hearing Research 41: 407–418
33 Snowling MJ, Adams JW, Bishop DVM et al (2001) Educational attainments of school leavers with a preschool history of speech-language impairments. International Journal of Language and Communication Disorders 36: 173–183
34 Rutter M, Mawhood L, Howlin P (1992) Language delay and social development. In: Fletcher P, Hall D (eds) Specific speech and language sisorders in children: correlates, characteristics and outcomes. Singular Publishing, San Diego, 62–77
35 Conti-Ramsden G, Botting N, Simkin Z et al (2001) Follow-up of children attending infant language units: Outcomes at 11 years of age. International Journal of Language and Communication Disorders 36: 207–219
36 Durkin K, Conti-Ramsden G (2007) Language, social behavior, and the quality of friendships in adolescents with and without a history of specific language impairment. Child Development 78: 1441–1457
37 Conti-Ramsden G, Durkin K (2008) Language and independence in adolescents with and without a history of specific language impairment (SLI). Journal of Speech and Hearing Research 51: 70–83
38 Lindsay G, Dockrellb JE, Mackie C (2008) Vulnerability to bullying in children with a history of specific speech and language difficulties. European Journal of Special Needs Education 23: 1–16
39 Suchodoletz W v, Machery G (2006) Stigmatisierung sprachgestörter Kinder aus Sicht der Eltern. Praxis der Kinderpsychologie und Kinderpsychiatrie 55: 711–723
40 Botting N (2005) Non-verbal cognitive development and language impairment. Journal of Child Psychology and Psychiatry 46: 317–326
41 Larney R (2002) The relationship between early language delay and later difficulties. Early Child Development and Care 172: 183–193

42 Botting N, Faragher B, Simkin Z et al (2001) Predicting pathways of specific language impairment: What differentiates good and poor outcome? Journal of Child Psychology and Psychiatry 42: 1013–1020

43 Benasich AA, Curtiss S, Tallal P (1993) Language, learning, and behavioral disturbances in childhood: A longitudinal perspective. Journal of the American Academy of Child and Adolescent Psychiatry 32: 585–594

44 Lewis BA, Freebairn LA, Taylor HG (2000) Academic outcomes in children with histories of speech sound disorders. Journal of Communication Disorders 33: 11–30

45 Law J, Garrett Z, Nye C (2004) The efficacy of treatment for children with developmental speech and language delay/disorder: a meta-analysis. Journal of Speech, Language, and Hearing Research 47: 924-943

46 Knox E, Conti-Ramsden G (2003) Bullying risks of 11-year-old children with specific language impairment (SLI): Does school placement matter? International Journal of Language and Communication Disorders 38: 1–12

Der Mobile Dienst des Heckscher-Klinikums München

Ambulante kinder- und jugendpsychiatrische Behandlung von Kindern und Jugendlichen mit einer geistigen Behinderung und psychischen Auffälligkeiten

Elke Wriedt, Michele Noterdaeme

Kinder und Jugendliche mit geistiger Behinderung weisen ein erhöhtes Risiko für psychiatrische Erkrankungen auf [4]. Bedürfen sie aufgrund von Verhaltensauffälligkeiten oder psychischen Störungen einer psychiatrischen Behandlung, bedeutet dies in der Regel für alle Beteiligten eine besondere Anforderung. Die Betroffenen, insbesondere mit mittelgradiger und schwerer geistiger Behinderung oder einer zusätzlichen autistischen Störung, verstehen oft nicht, warum sie untersucht werden müssen. Sie können sich zudem in einer fremden Umgebung nur schwer orientieren, sodass eine Untersuchung in einer medizinischen Einrichtung beängstigend ist und damit eine große Belastung für sie bedeutet [1]. Die Patienten reagieren häufig unvorhersehbar, was zur Folge hat, dass unter diesen Umständen die psychischen Probleme und Verhaltensauffälligkeiten, die zur Vorstellung führen, nicht oder nur unzureichend beurteilt werden können oder eine psychiatrische Behandlung aus diesen Gründen zu spät veranlasst wird.

Psychische Störungen und Verhaltensauffälligkeiten, die nicht rechtzeitig erkannt oder behandelt werden, gefährden die soziale Integration der Kinder und Jugendlichen und können dazu führen, dass eine den Fähigkeiten entsprechende pädagogische Förderung in den Schulen und Tagesstätten nicht oder nur unter bestimmten Bedingungen (z. B. Einzelförderung) möglich ist. Insbesondere bei externalisierenden oder fremdaggressiven Verhaltensweisen kann in Einzelfällen nur eine Teilbeschulung durchgeführt werden bzw. es droht der Schulausschluss. Andere Kinder in der Klasse oder Tagesstättengruppe werden massiv gestört oder sogar Opfer körperlicher Übergriffe. Lehrer und Betreuer geraten an die Grenze der psychischen und physischen Belastbarkeit. Und nicht zuletzt entscheidet das Ausmaß der Verhaltensauffälligkeiten darüber, ob ein Kind oder Jugendlicher dauerhaft im familiären Umfeld betreut und versorgt werden kann, oder ob die Notwendigkeit einer stationären Unterbringung gegeben ist [3].

Um angesichts dieser Problematik eine rechtzeitige und ausreichende psychiatrische Versorgung geistig behinderter Kinder und Jugendlicher zu gewährleisten, bietet das Heckscher-Klinikum seit 2005 eine aufsuchende, ambulante Behandlung in den Einrichtungen an.

Aufbau des aufsuchenden ambulanten Dienstes (Mobiler Dienst)

Die Einrichtungen

Der „Mobile Dienst" wurde im Mai 2005 gestartet und betreut mittlerweile 17 Einrichtungen in Oberbayern. Das Angebot wird hauptsächlich von Schulen mit dem Förderschwerpunkt geistige Entwicklung sowie von heilpädagogischen Tagesstätten und Heimen für geistig behinderte Kinder und Jugendliche in Anspruch genommen. Die meisten Einrichtungen verfügen zusätzlich auch über Frühförderstellen, Förderstätten, Werkstätten und Wohnheime für geistig behinderte Menschen. Die Versorgung von Wohnheimen durch den Mobilen Dienst spielt im Gegensatz zur Erwachsenenpsychiatrie eher eine untergeordnete Rolle, da die meisten Kinder und Jugendlichen noch zu Hause leben und durch ihre Familie versorgt werden.

Die kooperierenden Einrichtungen betreuen in der Regel Kinder, Jugendliche und junge Erwachsene im Alter von 3 bis 21 Jahren. Die Patienten weisen einen sehr unterschiedlichen Schweregrad an geistiger, sowie ein großes Spektrum an zusätzlichen Behinderungen (körperliche Behinderungen, somatische Erkrankungen wie z. B. Epilepsie oder Sinnesbeeinträchtigungen wie Blindheit oder Taubheit) auf.

Die Organisation und der Ablauf

Die ambulante Betreuung der jungen Menschen in Schulen und Tagesstätten erfordert ein besonders hohes Maß an Organisation und Koordination, da viele verschiedene Bezugspersonen und wechselnde Umgebungsbedingungen (z. B. häusliches Umfeld, Betreuer- und Gruppenwechsel zum neuen Schuljahr) berücksichtigt und integriert werden müssen.

Die Vorstellung der Kinder und Jugendlichen erfolgt in der Regel entweder auf Veranlassung der Einrichtung oder auf Wunsch der Eltern. Nach Erhebung der aktuellen Problematik und Anamnese mit den Eltern und einem Vertreter der Einrichtung – in der Regel handelt sich hierbei um den psychologischen Fachdienst – werden die Kinder und Jugendlichen zunächst durch Beobachtung im Klassenverband oder in der Tagesstättengruppe klinisch-psychiatrisch untersucht. Lehrer und Betreuer der Tagesstättengruppen werden befragt und um ihre Einschätzung gebeten. Um einzelne Kinder und Jugendliche genauer beurteilen zu können, erfolgt zusätzlich im Einzelkontakt eine Untersuchung mittels Exploration und einfacher Testverfahren. Für spezielle diagnostische Fragestellungen (z. B. Sprachstatus, kognitives Leistungsniveau, EEG etc.) werden auch Untersuchungstermine bei den Kollegen im Heckscher-Klinikum veranlasst. Um zu einer umfassenden Einschätzung der psychischen Störung oder Verhaltensauffälligkeiten zu gelangen, ist es oft notwendig, die Beobachtung der Kinder und Jugendlichen in der Gruppe sowie den Austausch mit den Bezugspersonen zu wiederholen oder auch über einen längeren Zeitraum mehrmals durchzuführen. Anschließend erfolgt die Beratung der Eltern und Ansprechpartner in den Einrichtungen, notwendige weiterführende Maßnahmen werden veranlasst.

Die personelle Ausstattung

Im Mobilen kinder- und jugendpsychiatrischen Dienst sind zwei ärztliche Kolleginnen und eine Sozialpädagogin tätig. Die Ärztinnen sind für die Diagnostik, Therapie und Beratung zuständig, die Sozialpädagogin für die Planung und Koordination von Maßnahmen der Eingliederungshilfe sowie die Beratung der Eltern bezüglich sozialrechtlicher Aspekte (z. B. Schwerbehindertenausweis, Pflegegeld usw.). Die Ärztinnen haben eine abgeschlossene Facharztweiterbildung oder sind in fortgeschrittener Weiterbildung zum Facharzt für Kinder- und Jugendpsychiatrie und Psychotherapie. Das Projekt ist an die Spezialambulanz für Entwicklungsstörungen und Autismus des Heckscher-Klinikums angegliedert.

Ergebnisse

Patienten

Mittlerweile werden pro Quartal ca. 120 bis 140 Mädchen und Jungen durch den Mobilen Dienst untersucht und behandelt. Die Untersuchung der Patienten wird systematisch dokumentiert. Der Anteil der psychiatrisch auffälligen Kinder und Jugendlichen liegt in den Einrichtungen im Durchschnitt bei 10 %. Die Daten von 221 Patienten wurden erfasst und für die anschließende Darstellung ausgewertet.

Alter und Geschlecht

Das Verhältnis von Mädchen zu Jungen beträgt in etwa 1:2 (30 % Mädchen und 70 % Jungen). Das Altersspektrum reicht von 4,6 bis 21 Jahren, d. h. die jüngsten Kinder sind noch nicht eingeschult und besuchen die schulvorbereitende Einrichtung (SVE), die Ältesten sind bereits in der Werkstufe oder in einer Werkstätte beschäftigt.

Vorstellungsgründe

Die Kinder und Jugendlichen werden aus unterschiedlichen Gründen zur psychiatrischen Einschätzung vorgestellt. Die Vorstellungsgründe und Symptome wurden für die Auswertung in fünf Gruppen eingeteilt. Bei jedem Patienten konnte mehr als ein Vorstellungsgrund angegeben werden.

- Gruppe 1: Externalisierende Verhaltensauffälligkeiten (wie z. B. Hyperaktivität, Störungen des Sozialverhaltens, oppositionell-provozierendes und impulsiv-feindseliges Verhalten, verbale Aggression, massive Stereotypien sowie extremes Schreien). Diese Symptome fanden sich bei 67 % der untersuchten Stichprobe.
- Gruppe 2: Fremd- oder autoaggressive Verhaltensauffälligkeiten. Von den hier erfassten Kindern und Jugendlichen wurden 55 % wegen fremd-, wenige wegen autoaggressiven Verhaltens vorgestellt.
- Gruppe 3: Internalisierende Symptome, wie Aufmerksamkeits- und Konzentrationsstörungen, Ängste, depressive Verstimmungen, emotionale Labilität und sozialer Rückzug. Hiervon waren 51 % der Kinder und Jugendlichen betroffen.
- Gruppe 4: Kontaktstörungen, Kommunikations- und Interaktionsstörungen lagen bei 12 % der Patienten vor. In dieser Gruppe befanden sich Kinder und Jugendliche mit bisher unbestätigtem Verdacht auf frühkindlichen oder atypischen Autismus.
- Gruppe 5: Alle sonstigen Symptome zusammengefasst, wie sexuelle Entwicklungsstörungen, schwere Ess- und Schlafstörungen, Zwänge und Schreiattacken, die keiner der o. g. Gruppen zugeordnet wurden. Diese Symptome fanden sich bei insgesamt 30 % der vorgestellten Patienten.

Psychiatrische Diagnosen

Die Diagnosen der untersuchten geistig behinderten Kinder und Jugendlichen wurden nach den Kriterien der ICD 10 [2] gestellt. Die diagnostizierten

Störungsbilder repräsentieren einen großen Ausschnitt aus dem Diagnosenspektrum der Kinder- und Jugendpsychiatrie.

Bei insgesamt 60 Kindern und Jugendlichen fanden sich Belastungsreaktionen und Anpassungsstörungen (F43). 27 erhielten die Diagnose einer einfachen Aktivitäts- und Aufmerksamkeitsstörung oder einer hyperkinetischen Störung des Sozialverhaltens (F90). Störungen des Sozialverhaltens (F91/F92) lagen bei 16 und emotionale Störungen mit Beginn in der Kindheit (F93) bei 17 Patienten vor. Tief greifende Entwicklungsstörungen (F84) wurden in 78 Fällen diagnostiziert. Bei 15 weiteren Kindern wurden sonstige Störungsbilder, wie hirnorganische Störungen (F06/F07), Erkrankungen aus dem schizophrenen Formenkreis (F20), depressive Störungen (F32/F33), Zwangsstörungen (F42), Störungen sozialer Funktionen (F94) oder Verhaltensstörungen in Verbindung mit der sexuellen Entwicklung (F66) festgestellt. Bei 80 Patienten wurde auf Achse I eine zweite, bei sechs eine dritte Diagnose gestellt.

Entwicklungsrückstände

Es sollte besonders berücksichtigt werden, dass fast die Hälfte der Kinder (42 %) eine massive Beeinträchtigung der Sprachentwicklung aufwies, nicht oder kaum sprechen konnte oder vorhandene Sprachfähigkeiten, z. B. aufgrund eines zugrundeliegenden frühkindlichen Autismus, nicht kommunikativ einsetzte. Das Fehlen einer adäquaten verbalen Kommunikation trägt entscheidend zur Ausbildung von Verhaltensauffälligkeiten bei, da diese Kinder und Jugendlichen ihre Gefühle und Bedürfnisse nicht ausreichend ausdrücken können [5].

Grad der geistigen Behinderung

Bei den meisten Kindern und Jugendlichen lag das Intelligenzniveau im Bereich der leichten (IQ 50–69) (22 %) oder mittelgradigen (IQ 35–49) (40 %) geistigen Behinderung. 17 % der untersuchten Kinder wurden als schwer geistig behindert (IQ 20–34) eingeschätzt. Bei weiteren 4 % lag eine schwerste Intelligenzminderung (IQ < 20) vor und bei 9 % konnte das Intelligenzniveau nicht bestimmt werden. Einige der untersuchten Kinder (6 %) waren lernbehindert.

Die Erhebung des Intelligenzniveaus erfolgt größtenteils anhand von Vorbefunden, die im Rahmen früherer klinischer Untersuchungen oder durch den psychologischen Fachdienst der Einrichtungen erstellt wurden. Liegen keine Angaben über die kognitiven Fähigkeiten vor, erfolgt eine klinische Beurteilung unter Berücksichtigung des aktuellen Leistungsstandes (erlernte Kulturtechniken), der lebenspraktischen Fähigkeiten und des Ausmaßes an Hilfsbedürftigkeit bzw. Selbstständigkeit.

Körperliche Symptomatik

Neben der geistigen Behinderung leiden viele der Kinder und Jugendlichen an weiteren Beeinträchtigungen. Fast alle Patienten wiesen deutliche fein- und grobmotorische Auffälligkeiten auf. Von den untersuchten Kindern waren 34 zusätzlich hörsehbehindert, 18 waren schwerst mehrfach behindert. Ein pathologisches EEG oder eine Epilepsie fand sich bei 68 Kindern (30 %). Bei 16 Jungen oder Mädchen war bereits bei früheren Untersuchungen ein genetisches Syndrom diagnostiziert worden (Down-Syndrom, Fragiles-X-Syndrom, Klinefelter-Syndrom, Tetra-X-Syndrom etc.) und weitere 12 Kinder litten an angeborenen Fehlbildungen oder Syndromen, die nicht klar genetisch zugeordnet werden konnten. 20 % der untersuchten Mädchen und Jungen waren ehemalige Frühgeborene (22.–36. SSW) und z. T. durch die Folgen und Komplikationen der Frühgeburtlichkeit schwer beeinträchtigt.

Behandlung

Beratung

Nach abgeschlossener Diagnostik erfolgt die ausführliche Beratung der Eltern und der Bezugspersonen (Lehrer, Erzieher, Therapeuten) in den Einrichtungen. Bei einigen Kindern und Jugendlichen, die über längere Zeit betreut werden müssen, werden regelmäßige Elterngespräche und Teamberatungen durchgeführt. Zentrale Themen in der Beratung sind der Umgang mit externalisierenden Verhaltenweisen, insbesondere mit Aggressionen und Autoaggressionen. Neben der Erarbeitung von festen und überschaubaren Strukturen und der Einbettung von verhaltenstherapeutischen Elementen im Schulalltag oder in der heilpädagogischen Tagesstätte ist in einigen Fällen auch eine psychotherapeutische Behandlung der Patienten notwendig.

Falls ein Wechsel im Betreuungskonzept der Kinder und Jugendlichen erforderlich erscheint, wird eine Mitarbeiterin des Sozialdienstes des Heckscher-Klinikums hinzugezogen.

Medikation

Bei 18 % der bisher behandelten jungen Patienten wurde eine medikamentöse Therapie eingeleitet oder eine bereits begonnene Therapie modifiziert und fortgeführt. Entsprechend den häufigsten Symptomen und Diagnosen sind die meist verordneten Psychopharmaka Neuroleptika und Stimulanzien. Es kommt häufig vor, dass die Kinder (33 %) aufgrund einer Epilepsie oder – deutlich seltener – wegen einer psychiatrischen Störung bereits mit Antiepileptika oder Psychopharmaka behandelt werden, die Stimmung und Impulsivität günstig beeinflussen. In Tabelle 1 findet sich ein Überblick der meistverwendeten Psychopharmaka.

Problematisch bei der Pharmakotherapie von Kindern und Jugendlichen ist, dass es für diese Altersgruppe kaum Untersuchungen zu Wirksamkeit und Sicherheit der verordneten Substanzen gibt. Infolgedessen ist man bei der Verordnung auf die Gabe von (noch) nicht speziell für das Kindes- und Jugendalter zugelassenen Produkten angewiesen („Off-label"-Verschreibung). Deshalb muss die Indikation kritisch geprüft werden. Andererseits dürfen dieser Patientengruppe hochwirksame Medikamente nicht vorenthalten wer-

Tabelle I. Medikamentöse Ansätze.

Medikament	Indikation	Wirkung	Nebenwirkung
Neuroleptica (z. B. Risperidon, Pipamperon, Olanzapin)	Zustände der inneren Unruhe, (Auto) aggressionen, Manien Erregungszustände, psychotische Syndrome	Antipsychotisch, sedierend, Lösung der inneren Anspannung, Verbesserung der Impulskontrolle	Müdigkeit, Appetitsteigerung, extrapyramidale motorische Störungen
Antidepressiva (z. B. Mirtazapin, Citalopram, Fluvoxamin)	Depressive Verstimmungen, Ängstlichkeit und Zwangssymptome	Antidepressiv, angstlösend, Stimmungsaufhellung	Mundtrockenheit, Tachykardie, Akkomodationsstörungen, Miktions- und Obstipationsstörungen
Stimulanzien (z. B. Methylphenidat, Atomoxetin)	Massive motorische Unruhe in Kombination mit Aufmerksamkeitsstörungen	Steigert die Konzentration, Verminderung der motorischen Aktivität	Auslösung von Tics, Appetitminderung, Schlafstörungen
Antiepileptika (z. B. Carbamazepin, Valproat, Lamotrigin)	Epileptische Syndrome, stimmungsstabilisierend bei affektiven Störungen	Anfallhemmung, Stabilisierung der Stimmung, Verbesserung der Impulskontrolle	Lebertoxizität, Blutbildveränderungen, Hautveränderungen, Sedierung

den. Die häufigsten Indikationen im Kindes- und Jugendalter sind schwere Unruhezustände, Erregungszustände mit Impulskontrollstörungen, hyperkinetische Störungen, psychotische, wahnhaft-halluzinatorische Syndrome und autistische Störungen mit bestimmten Zielsymptomen (z. B. autoaggressives Verhalten).

Probleme in der Versorgung

Bei 7,6 % der Patienten, die bisher durch den Mobilen Dienst gesehen wurden, war eine stationäre kinder- und jugendpsychiatrische Versorgung unbedingt notwendig. Nachdem im Bezirk Oberbayern kein Angebot für solche Patienten besteht, wurden Kooperationsstrukturen mit anderen Kliniken (v. a. aus dem Bereich der Psychiatrie) erarbeitet. Dies bedeutet für die Familien teilweise sehr weite Anfahrten. Darüber hinaus ist das Angebot im Bereich der Erwachsenenpsychiatrie keineswegs an die Bedürfnisse der Kinder und Jugendlichen angepasst, sodass diese Lösung insgesamt sehr unbefriedigend ist.

Ebenso problematisch ist die ambulante psychotherapeutische Versorgung dieser Patientengruppe, da zu wenig Therapeuten über die notwendige Erfahrung in diesem Bereich verfügen.

Diskussion

Der vorliegende Artikel gibt einen Überblick über die Erfahrungen, die im Rahmen der aufsuchenden ambulanten kinder- und jugendpsychiatrischen Betreuung gesammelt wurden.

Anhand der vorliegenden Zahlen lässt sich der große Bedarf an psychiatrischer Versorgung in den Einrichtungen für geistig behinderte, mehrfach behinderte und autistische Kinder und Jugendliche belegen. Durchschnittlich 10 % der in Förderschulen, Tagesstätten und Wohnheimen betreuten jungen Menschen werden durch den Mobilen Dienst wegen schwerer Verhaltensauffälligkeiten oder psychischer Störungen behandelt. Der Schwerpunkt der gestellten Diagnosen liegt bei den tief greifenden Entwicklungsstörungen sowie Anpassungsstörungen, hyperkinetischen Störungen und Störungen des Sozialverhaltens. Viele der betroffenen Kinder und Jugendlichen waren in der frühen Kindheit zur Abklärung ihrer Entwicklungsrückstände im Heckscher-Klinikum, im Kinderzentrum oder einer anderen medizinischen Einrichtung vorgestellt worden, aber in den wenigsten Fällen wurde im weiteren Verlauf aufgrund von Verhaltensauffälligkeiten eine erneute kinder- und jugendpsychiatrische Anbindung eingeleitet.

Die psychiatrische Betreuung der Kinder und Jugendlichen vor Ort bedeutet eine besondere Herausforderung, da die Strukturen und das therapeutische Netz einer klinischen Einrichtung fehlen und z. T. sehr viele verschiedene Interessen und Bedürfnisse der jungen Patienten, Eltern und Mitarbeiter der Einrichtungen koordiniert und integriert werden müssen. Zudem handelt es sich um Kinder und Jugendliche mit einer Vielfalt an möglichen Beeinträchtigungen, die oft nicht deutlich machen können, was ihnen fehlt oder was sie belastet.

Ein großer Vorteil der direkten Arbeit in den Einrichtungen besteht darin, dass mehrere Kinder und Jugendliche gleichzeitig untersucht werden können und die Untersuchung in einer ihnen vertrauten Umgebung stattfindet. Durch den unkomplizierten persönlichen Kontakt zu den Eltern und Bezugspersonen werden Schwellenängste zur Kinder- und Jugendpsychiatrie abgebaut. Die Vernetzung und der Informationsaustausch zwischen allen Beteiligten wird deutlich erleichtert und beschleunigt.

Es ist beeindruckend, wie in den Einrichtungen mit hohem fachlichem Niveau und persönlichem Engagement Kinder und Jugendliche mit schwersten Verhaltensauffälligkeiten betreut und massive Krisensituationen entschärft werden. Angesichts der hohen Anzahl an verhaltensauffälligen Schülern und des Ausmaßes an fremdaggressiven und externalisierenden Verhaltensweisen ist für die Zukunft eine Verbesserung der regionalen stationären Behandlungsmöglichkeiten für geistig behinderte Kinder und Jugendliche dringend notwendig. Es ist erforderlich, sowohl durch das Angebot einer raschen und kurzfristigen Krisenintervention, als auch durch die Möglichkeit mehrwöchiger stationärer Aufenthalte zur medikamentösen Einstellung und therapeutischen Verhaltensmodifikation die kognitive Förderung und soziale Integration der Betroffenen zu verbessern und nicht zuletzt die Einrichtungen und Familien zu entlasten. Wünschenswert wäre auch eine Erweiterung und bessere Übersichtlichkeit der ambulanten therapeutischen Angebote für geistig behinderte Kinder und Jugendliche (Verhaltenstherapie, soziales Kompetenztraining etc.). Deutlich wird darüber hinaus auch ein enormer Bedarf an Weiterbildung und Aufklärung in Bezug auf psychiatrische Störungsbilder und medikamentöse Therapien in den Einrichtungen.

Literatur

1 Poustka F, Bölte S, Feineis-Matthews S et al (2004) Autistische Störungen. Leitfaden Kinder- und Jugendpsychiatrie Band 5. Hogrefe, Göttingen

2 Remschmidt H, Schmidt M, Poustka F (2001) Multiaxiales Klassifikationsschema für psychische Störungen des Kindes- und Jugendalters nach ICD-10 der WHO. Huber, Bern

3 Sarimski K (2001) Kinder und Jugendliche mit geistiger Behinderung. Klin. Kinderpsychologie Band 4. Hogrefe, Göttingen

4 Steinhausen HC (2003) Allgemeine und spezielle Psychopathologie. In: Neuhäuser G, Steinhausen HC (Hrsg) Geistige Behinderung. Kohlhammer, Stuttgart

5 Theunissen G (2003) Krisen und Verhaltensauffälligkeiten bei geistiger Behinderung und Autismus. Kohlhammer, Stuttgart

Fremd- und selbstverletzende Verhaltensweisen bei jungen erwachsenen Menschen mit einer geistigen Behinderung

Franziska Gaese

Einleitung und Begriffsbestimmung

Herr B., 22 Jahre, kommt als Notfall am Sonntagabend auf die Spezialstation für Menschen mit geistiger Behinderung und psychischen Störungen einer psychiatrischen Klinik. Der Anlass: Er schlage mit dem Kopf gegen die Wand und habe einer Mitarbeiterin des Wohnheims das Nasenbein gebrochen. Fremd- und selbstverletzende Verhaltensweisen bei Menschen mit geistiger Behinderung werden von der Umgebung meist zunächst wahrgenommen als „kulturell unangemessenes Verhalten von einer Intensität, Häufigkeit und Dauer, dass die physische Sicherheit der Personen oder Anderer ernsthaft gefährdet ist, oder Verhalten, das gravierend die Nutzung von Einrichtungen der Gemeinschaft begrenzt oder dazu führt, dass der Zugang zu diesen verweigert wird". Diese Definition von „herausforderndem Verhalten"(„challenging behaviour") von *Emerson* [1] entspricht weitgehend den im deutschen Sprachraum verwendeten Begriffen der „Verhaltensstörung" bzw. „Verhaltensauffälligkeit" [2]. Neben der beschriebenen externalisierenden Verhaltensstörung fallen hierunter auch ganz andere wie internalisierende Verhaltensstörungen, z. B. Angst, Minderwertigkeit, Trauer, Interesselosigkeit und sozial unreife Verhaltenweisen. Speziell externalisierenden Verhaltensweisen ist es eigen, ihr Umfeld mit Dringlichkeit „herauszufordern". Gemeint sind damit vom Umfeld als aggressiv erlebte Verhaltensstörungen wie sich oder andere Schlagen, Beißen, Kratzen, Kneifen, die Haare Ausreißen (Trichillomanie), verbale Aggressionen wie Schreien, Beschimpfen, Zerstörung von Gegenständen, das Verschlucken von nicht zum Verzehr geeigneten Gegenständen (Pica-Syndrom), bis hin zu oppositionell verweigerndem Verhalten. Derartige selbst- und fremdverletzende Verhaltensweisen können Gefühle von Ohnmacht und Hilflosigkeit auslösen und bedrohen die Integrität des Betroffenen und des betroffenen Umfeldes. Auch wenn und vielleicht gerade weil sie in vielerlei Spielarten und Abstufungen auftreten, werden sie vom Umfeld oft lange hingenommen, bis sie nicht selten in Krisensituationen münden, in denen es zunächst darum geht, die akute Gefahr abzuwenden. So sind fremd- oder selbstverletzende Verhaltensstörungen auf der Spezialstation für

Menschen mit geistiger Behinderung und psychischen Störungen im Erwachsenenalter am Isar-Amper-Klinikum, Klinikum München-Ost, der häufigste Aufnahmeanlass (nicht zu verwechseln mit der Entlassungsdiagnose!). Erst in einem weiteren Schritt geht es um die Fragen, warum es dazu kommt und was dagegen unternommen werden kann.

Der Begriff der „Verhaltensstörung" oder „-auffälligkeit" besagt nichts über die Ursache. Sie sind als interaktionales Problem im Sinne einer Störung des Verhältnisses zwischen Individuum und Umwelt bzw. lebensweltlichem Rahmen zu verstehen [2]. Davon abzugrenzen ist z. B. das Vorliegen einer psychischen Störung, die die Verhaltensauffälligkeit mit bedingen kann und entsprechend zu behandeln ist. In der Regel handelt es sich um nicht nur eine, sondern um mehrere Bedingungen, die das Auftreten von fremd- oder selbstverletzenden Verhaltensweisen zur Folge haben. Als Gefüge erschließen sich diese am ehesten im Rahmen einer funktionalen Verhaltensanalyse. Entsprechend erfordert die Therapie einen multimodalen Behandlungsansatz und ein hohes Maß an interdisziplinärer Zusammenarbeit.

Prävalenz und Erscheinungsbild

Die Schwankungsbreite der in der Literatur beschriebenen Prävalenz für fremd- und selbstverletzende Verhaltensweisen bei erwachsenen Menschen mit geistiger Behinderung reicht von 10 bis 60 %, je nach Strenge der angelegten Kriterien, Stichprobe und soziokulturellem Hintergrund des Umfeldes. Die Wahrscheinlichkeit des Auftretens steigt mit männlichem Geschlecht, Schwer- (kontroverse Datenlage) und Mehrfachbehinderung, Alter zwischen 15 und 35 Jahren, Sprachbehinderung, eingeschränkter Mobilität und Institutionalisierung; z. B. findet eine Untersuchung von *Tyrer* [3] bei einer Erhebung von fremdaggressiven Verhaltensweisen gegenüber Mitmenschen von mehr als 3-mal pro Woche in einer Stichprobe von 3065 Menschen mit geistiger Behinderung eine Prävalenz von 14 %. Menschen mit Down-Syndrom wiesen eine geringere Prävalenz auf. Es fand sich in dieser Studie, anders als in vielen anderen Unersuchungen, keine erhöhte Prävalenz bei Menschen mit Autismus oder Epilepsie, nur ein Zusammenhang mit Frustration und Stimmungsschwankungen.

Eine kanadische Untersuchung der 12-Monate-Prävalenz unterschiedlicher Arten aggressiven Verhaltens [4] bei erwachsenen Menschen mit geistiger Behinderung fand bei einer Gesamtprävalenz von 51,8 % eine Verteilung auf Sachbeschädigung (24 %), verbalaggressives Verhalten (37,6 %), selbstverletzendes Verhalten (24,4 %), Tätlichkeiten gegen Andrere (24,4 %) und sexuell motiviertes aggressives Verhalten (9,8 %). 4,9 % der Betroffenen wiesen aggressive Verhaltensweisen auf, die zu einer Verletzung des Opfers führten. Für Sachbeschädigung, Verbalaggressivität und Tätlichkeiten gegen andere fand sich eine Tendenz zum gemeinsamen Auftreten, für selbstverletzende Verhaltensweisen und sexuell motiviertes Verhalten dagegen eher nicht.

Die Wahrscheinlichkeit des Auftretens von schweren Verhaltensstörungen steigt mit dem Auftreten psychiatrischer Störungen, z. B. im Zusammenhang mit depressiven Störungen [5]. Mit selbstverletzenden Verhaltensweisen war in dieser Untersuchung ein vermehrtes Auftreten von Angstsymptomen verknüpft.

In einer Verlaufsuntersuchung über 26 Jahre bei schwer und schwerst geistig behinderten Menschen [6] fand sich eine hohe Persistenz für Verhaltensweisen, die die Anpassungsfähigkeit erschweren, wie Stereotypien, emotionale Reaktionen, Vermeidung von Blickkontakt und Hyperaktivität.

Dem Auftreten selbstverletzender Verhaltensweisen wurde in der Literatur zunächst weniger Beachtung geschenkt. *Collacott* [7] fand eine Prävalenz von 17,4 %, davon in 1,7 % der Fälle häufig und schwer einzustufen, keine Geschlechtsspezifität, jedoch eine Zunahme mit Alter und Ausprägung der Entwicklungsverzögerung, eine Korrelation mit autistischen Symptomen und eine hochsignifikante Korrelation mit dem Vorliegen anderer Verhaltensstörungen.

Die Erfassung von fremd- und selbstverletzenden Verhaltensweisen in den klinischen Studien erfolgt meist über Interviews von Bezugspersonen des betreuerischen Umfeldes. Auch, wenn durch klar definierte Kriterien der Quantität eine scheinbare Genauigkeit erzielt wird, sind bezüglich der qualitativen Erfassung zwei Umstände zu benennen, die nicht nur als methodisches Problem die Erforschung prägen, sondern die vor allem wesentlich den Verlauf von Diagnostik und Therapie der Patienten bestimmen.

- Die Zuschreibung von „fremd- oder selbstverletztenden" Verhaltensweisen variiert stark mit dem subjektiven Erleben des Umfeldes. In die Zeit des Übergangs ins Erwachsenenleben fällt für viele Menschen mit Behinderung auch ein Wechsel des Bezugsfeldes, z. B. von zu Hause in eine Wohngruppe. „Neu" aufgetretene Verhaltensauffälligkeiten sind insofern auch in Relation zum Umfeld zu sehen, als die qualitative Bewertung von Verhalten system- und sogar personenabhängig erfolgt. Verhalten stört oder fällt auf in Abhängigkeit zur Norm des Bezugsfeldes oder des Lebensbereiches, z. B. im Elternhaus als Störung der elterlichen

Erwartungen und des familiären Beziehungsgefüges, in der Werkstatt für behinderte Menschen als Störung des Arbeitsablaufs, der Leistungsanforderungen und des Gruppengeschehens. So kann z. B. das anhaltende Schreien eines Patienten in der Wohngruppe als gravierende Störung empfunden werden, im Elternhaus wird es als „normal" akzeptiert und fällt nicht auf. Sowohl die soziokulturelle Prägung als auch das subjektive Empfinden der Betreuer von „Verletzung", bis hin zur Validierung im Team sind von großer Bedeutung.

- Fremd- und selbstverletzende Verhaltensweisen sind meist eingebettet in ein breites, über viele Jahre gewachsenes Verhaltensrepertoire, das sich in vielfältiger Weise immer wieder an der Grenze zu Verletzungen bewegen kann, woran Interaktion und Umfeld adaptiert sind und das tatsächlich eine Abgrenzung schwierig macht.

Ursachen und Einflussfaktoren

In der Praxis geht es weniger um die Identifizierung einer Ursache, als vielmehr um das Verständnis eines komplexen bio-psycho-sozialen Wechselgeschehens mit mehreren Wirkfaktoren, das einerseits die Bereitschaft für fremd- und selbstverletzende Verhaltensweisen im Einzelfall erklärt und zugleich Ansatzpunkte für notwendige Hilfen aufzeigt. So werden auch Eigenschaften wie z. B. die Steuerungsfähigkeit, die Frustrationstoleranz, die Reizempfindlichkeit etc. durch zahlreiche Faktoren beeinflusst und können protektiven oder prädisponierenden Charakter annehmen.

Eine Reihe von Einflussgrößen werden im Folgenden – ohne den Anspruch auf Vollständigkeit – dargestellt.

Die Ursache der geistigen Behinderung

Eine Bereitschaft für fremd- und selbstverletzende Verhaltensweisen kann in der Störung liegen, die der geistigen Behinderung zugrunde liegt. Wir wissen, dass von den für die geistige Behinderung ursächlich beschriebenen Störungen 50–60 % pränatal erfolgen, z. B. chromosomale und genetische Störungen, Fehlbildungen, Embryopathien durch Infektionen oder z. B. durch den Einfluss von Alkohol (Alkoholembryopathien) bedingte Schädigungen. 10–12 % der Störungen erfolgen perinatal, z. B. durch Infektionen, Traumen, Geburtskomplikationen, 5–8 % erfolgen postnatal, z. B. durch Infektionen, Traumen, psychosoziale Faktoren wie Deprivation und Missbrauch und 20–60 % der Ursachen verbleiben im Unklaren. Mit zunehmendem diagnostischem Interesse und der Entwicklung moderner diagnostischer Methoden wurde diese Zahl in den letzten Jahrzehnten bereits erheblich gesenkt und für die Zukunft ist eine viel bessere Zuordnung zu erwarten.

Die Diagnose der „geistigen Behinderung", z. B. nach ICD 10 der „Intelligenzminderung", beschreibt nur global die Verminderung des IQ und die daraus resultierende verminderte Anpassungsfähigkeit nach Schweregraden [8]. Erst die Kenntnis des zugrunde liegenden Störungsbildes kann genauere Hinweise geben auf besondere Merkmale und Dysbalancen, somatische Komplikationen und psychische Phänomene, die unmittelbare Auswirkungen haben können auf Möglichkeiten der Frühintervention, das Verständnis und die Behandlung von Verhaltensauffälligkeiten und die Prävention.

So weiß man z. B., dass es bei Patienten mit einer meist leicht ausgeprägten Intelligenzminderung aufgrund einer Alkoholembryopathie vermehrt zu Stimmungslabilität und einer Impulskontrollstörung kommt und infolgedessen eine erhöhte Bereitschaft für aggressive Verhaltensstörungen mit stark eingeschränkter Steuerungsfähigkeit besteht, die oft mit einer stimmungsstabilisierenden Medikation positiv zu beeinflussen ist. Bei Patienten mit Syndrom des fragilen X-Chromosoms finden sich vermehrt Autismus-Spektrum-Störungen und eine charakteristische Reizüberempfindlichkeit mit konsekutiven selbst- oder fremdverletzenden Verhaltensweisen, für die ein anderer milieutherapeutischer und pharmakotherapeutischer Ansatz in Betracht gezogen würde. Das Cornelia-de-Lange-Syndrom ist bekannt, gehäuft mit gastrointestinalen Störungen einherzugehen. Dies wäre ein Anlass für eine entsprechende Diagnostik bei einem vermehrten Auftreten von Verhaltensstörungen.

Zahlreiche chromosomale oder genetische Störungen (Syndrome) [9] gehen mit einer erhöhten Bereitschaft für selbst- und/oder fremdaggressive Verhaltensweisen einher.

Das *Konzept der Verhaltensphänotypen* beschreibt eine Kombination von Entwicklungs- und Verhaltensmerkmalen, die bei Kindern und Erwachsenen mit einem definierten genetischen Syndrom mit höherer Wahrscheinlichkeit auftritt als bei Kindern und Erwachsenen mit einer Behinderung anderer Ursache [10]. Im Rahmen der Syndrome kommt es gehäuft zu stereotypen Verhaltensweisen, die auch als Formen von selbst- oder fremdverletzendem Verhalten in Erscheinung treten können. Zu den bekanntesten zählen z. B. das Prader-Labhart-Willi-Syndrom (Deletion/Duplikation Chromosom 15q11-q13), Fragiles-X-Syndrom (X-chromosomal gebunden, CGG-repeats),

Cri-du-chat-Syndrom (Chromosom 5p), Cornelia-de-Lange-Syndrom (Chromosom 5), Rett-Syndrom (X-Chromosom) und das Angelman-Syndrom (Chromosom 15q11-q13).

Für die möglicherweise häufigste Form der geistigen Behinderung, das Down-Syndrom, eine chromosomale Störung, gibt es Hinweise für eine eher gering ausgeprägte Bereitschaft für aggressive Verhaltensweisen.

Einschränkung sprachlicher Fertigkeiten

Erwartungsgemäß geht mit der zunehmenden Einschränkung sprachlicher Fertigkeiten eine Zunahme von fremd- und selbstverletzenden Verhaltensweisen einher [5]. Speziell in der Gruppe von Menschen mit selbstverletzenden Verhaltensweisen sind auch sprachliche Fertigkeiten stark eingeschränkt.

Schreibt man selbst- und fremdverletzenden Verhaltensweisen kommunikative und soziale Funktionen zu, scheinen diese Einschränkungen bis hin zur (scheinbaren) Sprachlosigkeit als ein eigener Problemkreis der Behinderung mit einer breiten Palette an Konstellationen zwischen sprachlichem Verständnis und Ausdrucksvermögen in dem Kontinuum zu autistischen Störungen weithin unterschätzt. Gewinnt Körperlichkeit an Bedeutung als Mittel der Kommunikation und des Ausdrucks, steht mancher, der Sprache Geübter, die ja im wörtlichen Sinne auch Distanz schafft, möglicherweise überrumpelt und verständnislos vor seinem Gegenüber. Insofern birgt die Einschränkung sprachlicher Fertigkeiten per se für die sprachfähige Umgebung, soweit es sich nicht um Angehörige oder professionelle Mitarbeiter handelt, bereits eine Neigung, als Grenzverletzung erlebt zu werden, in sich und stellt eine hohe Erwartung an die soziale Anpassung von Behinderten.

Stereotypien und Autismus-Spektrum-Störungen

Stereotypien sind formelhafte Erstarrungen einzelner Verhaltensweisen, bestimmter Gesten, Formulierungen oder Bewegungen, die entweder dauernd beibehalten oder ohne erkennbaren Sinn ständig wiederholt werden. Charakteristisch sind die Unveränderlichkeit über Jahre hin und die zunächst auffallende Zwecklosigkeit und Unangepasstheit an die vorliegenden Umstände. Bei Menschen mit geistiger Behinderung treten sie mit zunehmendem Schweregrad gehäuft auf und sind als autoaggressive Verhaltensweisen bereits im Kindes- und Jugendalter behandlungsbedürftig [11]. *Bodfish* [12] fand in einem Kollektiv von 210 Menschen mit schwerer Intelligenzminderung bei 60 % Stereotypien, bei 40 % zwanghafte Verhaltensweisen. Stereotypien können Formen selbst- und fremdverletzenden Verhaltens annnehmen, hier besteht meist ein fließender Übergang. Sie kommen verstärkt vor z. B. im Rahmen von Hospitalismus-Syndromen und im Rahmen von Autismus-Spektrum-Störungen. Für autistische Verhaltensweisen besteht eine Korrelation mit zunehmendem Schweregrad der geistigen Behinderung, insbesondere einem IQ < 50. Das sind z. B. Bewegungsstereotypien, selbststimulierende Verhaltensweisen, verbale Stereotypien (Echolalie, wiederholte Fragen) und Objektfixierungen.

Funktionen von stereotypen Verhaltensweisen im Rahmen von Autismus-Spektrum-Störungen sind vermutlich die Regulation des sensorischen Inputs wie eine Beruhigung, eine Selbst-Stimulation und die Möglichkeit der Reizmodulation, des Weiteren eine Form der Kommunikation und der sozialen Interaktion. Stereotype Verhaltensweisen haben fremd- oder selbstschädigende Qualität, wenn sich z. B. ein Patient wiederholt auf die Augen schlägt oder in die Arme beißt oder schreit. In einer Untersuchung von *Hemmings* [13] fand sich eine Korrelation von austistischen Zügen mit Schreien und zerstörerischen Verhaltensweisen.

Derartige Verhaltensweisen sind meist eingebettet in ein breites Repertoire an stereotypen Verhaltensweisen. Da sie zum einen regulatorische und stabilisierende Funktionen für die Patienten erfüllen, sollte es kein Therapieziel sein, stereotype Verhaltensweisen zu eliminieren. Vielmehr geht es darum, fremd- und/oder selbstschädigende Qualitäten abzuschwächen, wofür nicht selten medikamentöse Nebenwirkungen oder ein vermehrter Betreuungsaufwand in Kauf genommen werden müssen.

Psychische Störungen

Menschen mit geistiger Behinderung haben ein 3- bis 4-fach erhöhtes Risiko für psychische Erkrankungen im Vergleich zur normalintelligenten Allgemeinbevölkerung [14]. Die Palette der möglichen psychischen Störungen bei Menschen mit geistiger Behinderung umfasst grundsätzlich dasselbe Spektrum. Zu den häufigen Störungen zählen z. B. Demenzen, schizophrene Psychosen, hirnorganische Psychosyndrome, Persönlichkeitsstörungen, ADHS und Tic-Störungen. Eine Reihe von Untersuchungen befasste sich mit dem Auftreten oder der Verstärkung von fremd- und selbstverletzenden Verhaltensweisen unter dem Einfluss psychiatrischer Erkrankungen [15, 5, 13]. Z.B. kommt es im Zusammenhang mit affektiven Erkrankungen, speziell depressiven Störungen und Stimmungslabilität vermehrt zu fremdaggressiven Verhaltensstörungen [13, 16] und damit einem atypischen Bild einer Depression im Vergleich zur Allgemeinbevölkerung. Der Beginn einer demenziellen Entwicklung ist häufig durch das Auftreten von affektiven Symptomen und damit einhergehenden fremdverletzenden Verhaltensweisen im Sinne eines Frühsymptoms geprägt. Bei Patienten mit selbstverletzenden Verhaltensstörungen wurde u. a. eine erhöhte Prävalenz von Angststörungen gefunden [5].

Psychische Störungen beeinträchtigen meist die Beziehungs- und Integrationsfähigkeit. Vorboten können sein eine vermehrte Reizbarkeit, eine geringere Frustrationstoleranz, eine erhöhte Impulsivität. Es sollte bei neu aufgetretenen oder einem pädagogischen Ansatz unzureichend zugänglichen fremd- und selbstverletzenden Verhaltensstörungen immer auch an das Vorliegen einer psychischen Störung gedacht werden. Das heißt nicht, dass aus fremd- und selbstverletzenden Verhaltensweisen auf das Vorliegen einer psychischen Erkrankung geschlossen werden kann. Von einer nicht unerheblichen Dunkelziffer ist aus Sicht der ambulanten Praxis dennoch auszugehen. Obwohl psychische Erkrankungen gerade in einem noch nicht chronifizierten Stadium einer Behandlung meist gut zugänglich sind, zögern Einrichtungen und Angehörige immer wieder lange, einen Psychiater hinzuzuziehen.

Die international uneinheitliche und defizitäre Datenlage zu psychischen Störungen bei Menschen mit geistiger Behinderung ist geprägt einerseits durch typische diagnostische Problemkonstellationen bei Menschen mit geistiger Behinderung (s. u.), zum anderen durch eine große Variabilität in klassifikatorischen Gepflogenheiten oder dem Einsatz keiner oder sehr unterschiedlicher standardisierter Erhebungsinstrumente (z. B. DASH II, PAS-ADD). Eine weitere Herausforderung, besonders für die Therapieplanung, ist, dass nicht selten im Sinne einer Komorbidität mehrere (neuro-)psychiatrische Störungen vorliegen, deren gehäuftes gemeinsames Auftreten bis jetzt unzureichend verstanden wird. So gibt es z. B. eine hohe Komorbidität bei Aufmersamkeits-/Hyperaktivitäts-Störungen (ADHS) und ein gehäuftes gemeinsames Auftreten von Autismus-Spektrum-Störungen, ADHS und Tic-Störungen [17, 18].

Typische diagnostische Schwierigkeiten von psychischen Störungen bei Menschen mit geistiger Behinderung bestehen z. B. in der eingeschränkten Mitteilbarkeit, die eine verminderte Erkennung psychopathologischer Erlebnisweisen bedingen kann („underreporting"), der fälschlichen Zuschreibung psychopathologischer Phänomene zur Intelligenzminderung („diagnostic overshadowing") und der Verstärkung vorbestehender Verhaltensauffälligkeiten (z. B. aggressiver Verhaltensweisen) durch das Hinzukommen einer psychischen Störung (z. B. Depression) („baseline exaggeration“) [19]. Auch können fälschlich Verhaltensauffälligkeiten im Rahmen neuropsychologischer Defizite als Symptom einer psychischen Störung gewertet werden (overreporting).

Epilepsie

Von den ca. 1400 beschriebenen Syndromen mit Intelligenzminderung gehen ca. ein Drittel mit Epilepsien einher („pictures of standard syndromes and undiagnosed malformations“, POSSUM). Die Häufigkeit von Epilepsien bei Menschen mit Intelligenzminderung beträgt für den Bereich IQ 50–70 3–20 %, für den Bereich IQ 20–49 32–44 % und für den Bereich mit IQ < 20 50 %. Bei Menschen mit Autismus und Intelligenzminderung treten global Epilepsien in 20–30 % der Fälle auf.

Mehrere Fragestellungen erheben sich im Zusammenhang mit Epilepsien und fremd- oder selbstverletzenden Verhaltensweisen:

- Lässt sich ein Anfallsgeschehen abgrenzen und sollte behandelt werden?
- Liegt eine mit der Epilepsie in Verbindung stehende psychische Störung vor und ist entsprechend zu behandeln?
- Inwieweit sind unerwünschte Nebenwirkung der antikonvulsiven Medikation ursächlich an den Verhaltensstörungen beteiligt? [20]

Epileptische Anfälle selbst können mit Dämmerzuständen, Unruhe und Erregungszuständen in vielerlei Gestalt einhergehen. Die entsprechende Behandlung zielt darauf, das Anfallsgeschehen zu unterbrechen oder zu verhindern.

Im Rahmen von Epilepsien kommt es vermehrt zu einer breiten Palette von psychischen Störungen wie Depressionen, Psychosen, Persönlichkeitsstörungen, Verwirrtheitszuständen, Dämmerzuständen, Demenz, Wesensveränderung, Angsterkrankungen, Zwängen, ADHS und Entwicklungsstörungen. Diese wiederum können fremd- und selbstverletzende Verhaltensweisen auslösen, verstärken oder aufrechterhalten. Zudem kann aber auch die antikonvulsive Medikation oder z. B. der Einsatz eines Vagusstimulators psychische Nebenwirkungen vielfältiger Art wie Reizbarkeit, Unruhe- und Erregungszustände bedingen. Es gilt: Das eine schließt das andere nicht aus. Um Licht in dieses Dunkel zu bringen, bedarf es z. B. einer Verhaltensanalyse [20], der Analyse des Anfallskalenders, einer sehr genauen Anamnese, unter Umständen apparativer Untersuchungen und eines systematischen Behandlungsplans mit sachlicher Dokumentation und eventuell zusätzlich entworfenen Beobachtungsbögen.

Psychosoziale Einflussfaktoren

Menschen mit geistiger Behinderung nehmen sich selbst oft nur sehr eingeschränkt wahr. Sie erklären sich selbst wenig eloquent, gelegentlich aber sehr treffend, wenn wir aufmerksam zuhören und sie sprechen können. Oft wissen wir aber sehr wenig über ihr tatsächliches Erleben von Situationen und Spekulationen sind Tor und Tür geöffnet. Eine verminderte Anpassungsfähigkeit kann eine eingeschränkte Flexibilität im Finden von Lösungen, eine geringe Spanne zwischen Über- und Unterforderung, eine verminderte Frustrationstoleranz etc. zur Folge haben. Dass allein hierin auch in einer sogenannten „beschützten" Umgebung des Alltags einer Einrichtung ein enormes Konfliktpotenzial liegt, mag einleuchten.

Es kommt gelegentlich vor, dass Patienten wegen fremd- und selbstverletzender Verhaltensweisen von Einrichtungen der Behindertenhilfe vorgestellt werden, keine Angehörigen existieren oder bekannt sind und die biografische Anamnese z. B. eines 25-jährigen mittelgradig geistig behinderten Patienten daraus besteht, dass der Vater die Familie nach der Geburt verlassen habe, die Mutter mit dem Sohn viele Jahre in Brasilien gelebt habe und später in Deutschland an einer unklaren Erkrankung verstorben sei, woraufhin der Patient vor 6 Jahren in ein Wohnheim übergesiedelt worden sei. Eine derartig knappe biographische Anamnese birgt bereits eine Handvoll Hinweise und Spekulationen auf psychosoziale Belastungsfaktoren wie den Verlust des Vaters, den Wohnortwechsel, die Erkrankung und den Verlust der Mutter, die Verletzungen, die in dieser Zeit erworben wurden etc., die hinzugezogen werden, um aktuelle Reaktionen des Patienten, z. B. auf einen Betreuerwechsel, zu erklären. Speziell in den sogenannten vulnerablen Lebensphasen, hier der Adoleszenz mit Übergang ins Erwachsenenleben, der Lösung vom Elternhaus, Erschließung neuer Lebensbereiche mit neuen Anforderungen, kann dies als psychosoziale Einflussgröße bestimmend sein.

Zu den psychosozialen Einflussfaktoren zählen aber auch Kompetenzen und Bewältigungsmechanismen, die sich der Patient während seiner Entwicklung erworben hat, der Kommunikationsstil, der geprägt wurde, und der Erwerb bestimmter Normen und Bewertungssysteme. Dies zu erschließen, bedarf bei nicht sprachfähigen Patienten am ehesten der Angehörigen selbst oder z. B. auch ausführlich geschriebener Schulzeugnisse.

Die Patienten selbst haben oft ein sehr vages Zeitgitter, eine geringe Introspektionsfähigkeit und sehr unscharfe Erinnerungen. Die Betrachtung psychosozialer Einflüsse birgt die Gefahr, zur Projektionsfläche der Erlebnisweisen der bemühten Übermittler zu werden und damit zu falschen Schlussfolgerungen zu kommen. Dies gilt auch im Hinblick auf frühkindliche Traumatisierungen, für die ja tatsächlich auch eine große Dunkelziffer besteht.

Man bewegt sich demzufolge bei nicht sprachfähigen Patienten zeitweise unter Umständen in einem Wald von Geheimnissen und muss indirekte Hinweise möglicherweise über einen längeren Zeitraum immer wieder neu bewerten.

Im Zusammenhang verschiedenster lebensgeschichtlicher Belastungsfaktoren äußerer oder innerer Art kann es zum Auftreten oder einer Verstärkung fremd- oder selbstverletzender Verhaltensweisen kommen, z. B. bei einer Veränderung von Bezugspersonen, dem Verlust von Angehörigen, Ablösungskonflikten, einem Gruppenwechsel, einem traumatischen Ereignis oder auch im Rahmen einer Reifungskrise. Verhaltensstörungen können u. U. auch eine „normale", Reaktion auf ungünstige aktuelle Lebensbedingungen sein.

Erlerntes Fehlverhalten

Der Einsatz von fremd- oder selbstverletzenden Verhaltensweisen kann zurückgehen auf in früheren Lebensphasen erlernte (und mit Erfolg angewandte) Verhaltensweisen, die möglicherweise einen appellativen Charakter in sich bergen und eine besondere, oft langfristige Herausforderung für pädagogisches Handeln darstellen. Teilweise besteht eine gute Steuerungsfähigkeit. Medikamentöse Behandlungsversuche sind hier sehr eingeschränkt hilfreich.

Körperliche Beschwerden und Schmerzen

In Abhängigkeit von der Ursache der Behinderung und dem Ausmaß einer körperlichen Beteiligung haben Menschen mit geistiger Behinderung ein erhöhtes Risiko für körperliche Erkrankungen und sekundäre Komplikationen. Wichtig ist es, spezifische somatische Komplikationen und Risiken von beschriebenen Syndromen und Störungsbildern zu kennen, wie z. B. für Herzfehler, dermatologische und ophthalmologische Erkrankungen bei Tuberöser Sklerose, Schluckstörungen bei Patienten mit Zerebralparese mit der Gefahr von Aspiration und Pneumonien; endokrine, gastrointestinale, kardiale und dermatologische Erkrankungen bei Patienten mit Down-Syndrom. Sämtliche dieser somatischen Störungen können fremd- und selbstverletzende Verhaltensweisen mitbedingen. Typische Konstellationen sind:

– Schmerzen und körperliche Beschwerden, die nicht mitgeteilt werden können, z. B. als Ursache selbstverletzender Verhaltensweisen wie

Schlagen auf den Kopf oder Schlagen mit dem Kopf gegen die Wand bei Kopf- oder Zahnschmerzen, sich Beißen bei Schmerzen in Zähnen oder Gliedmaßen, gesteigerte Unruhe und Anspannung mit verminderter Frustrationstoleranz und fremdverletzenden Verhaltensweisen.

- Für viele Störungsbilder besteht ein erhöhtes Risiko für gastrointestinale Störungen, das unter Umständen durch eine bereits verordnete Medikation ausgelöst oder verstärkt wird, wie Refluxerkrankungen, Gastritiden und Obstipation.
- Immobilität bei schwer- und mehrfachbehinderten Patienten mit der Folge von Kontrakturen, Arthosen, kardiovaskulären, pulmonalen und gastrointestinalen Erkrankungen. Osteoporose mit einer erhöhten Frakturneigung z. B. bei Menschen mit Zerebralparesen, Down-Syndrom oder als Folge langjähriger antikonvulsiver Behandlung mit bestimmten Medikamenten. Bewegung kann aber auch zur Spannungsabfuhr genutzt werden. Immer noch sind Bewegungsmangel und Übergewicht weit verbreitet bei Menschen mit leichter geistiger Behinderung und nur geringen körperlichen Einschränkungen.
- Endokrine Störungen wie eine Schilddrüsen-Dysfunktion, z. B. gehäuft bei Patienten mit Down-Syndrom, können Ursache von depressiven Störungen sein und sollten kausal behandelt werden.
- Einschränkungen in der Wahrnehmung des eigenen Körpers und von Schmerzen erniedrigen die Schwelle für selbstverletzende Verhaltensweisen zum Spannungsabbau, Reizmodulation, Selbststimulation etc.
- Vegetative Störungen, wie z. B. Schlafstörungen oder Tagesmüdigkeit, treten gehäuft auf bei Epilepsien, infantilen Zerebralparesen, Erblindung, Autismus.
- Sinnesbehinderungen, aber auch eine erhöhte Reizempfindlichkeit (z. B. oft bei Autisten und Patienten mit Syndrom des fragilen X-Chromosoms) erhöhen die Reiz-Irritabilität.

Diagnostik

Eine frühzeitige Diagnostik und Behandlung von Verhaltensstörungen verbessert die Prognose um ein Vielfaches. Auch Psychiater sind bezüglich der Diagnostik bei Menschen mit geistiger Behinderung mit Besonderheiten konfrontiert, die Geschick abverlangen, wie der Beeinträchtigung der Selbstwahrnehmung, der Einschränkung des sprachlichen Verständnisses und Ausdrucksvermögens, einem mangelnden biographischen Wissen, einer erhöhten Basisrate auffälligen Verhaltens, den behinderungstypischen Abwandlungen von üblicherweise diagnostisch relevanten Verhaltensweisen und Veränderungen der Ausdrucksform „üblicher“ psychiatrischer Symptome. Diagnostische Säulen können sein:

Die funktionale Verhaltensanalyse

Eine funktionale Verhaltensanalyse [21] beschreibt das Problemverhalten in seinem Kontext und zielt darauf, das Verhalten des Patienten zu verstehen. Diese Topographie des Problemverhaltens wird entwickelt anhand des SORCK-Schemas (s. u.) und bezieht longitudinale und vertikale Einflussfaktoren von Verhaltensmustern in ihrer Wechselseitigkeit mit ein. SORCK steht dabei für

- Stimuli: Situative äußere und innere (Gedanken, Vorstellungen, Emotionen) Auslöser des Problemverhaltens, historische Wurzeln, aktuelle Bedingungen vor Auftreten des Problemverhaltens
- Organismus: biologische, physiologische und psychologische Variablen, wie z. B. organische Befunde, Sucht, Epilepsie, Testpsychologie, vegetative Labilität, Kompetenzen und Defizite
- Reaktion: Beschreibung der Reaktion auf den Verhaltensebenen Motorik, Kognition, Physiologie, Emotionalität
- Consequenzen: positive und negative Konsequenzen, kurzfristig, langfristig
- Kontingenz: Muster der Beziehung zwischen Reaktion und Konsequenz und Häufigkeit

Die Frage nach den Auslösern differenziert zwischen den Bedingungen, die das Verhalten auslösen, und den Bedingungen, die das Verhalten nicht auslösen.

Die Differenzierung zwischen kurzfristigen (z. B. Aufmerksamkeit) und langfristigen Konsequenzen (z. B. soziale Ausgrenzung) kann Grundmuster für das Erlernen von Fehlverhalten aufdecken und erste Anstöße für eine Veränderung dysfunktionaler Interaktionsmuster geben. Fremd- und selbstverletzende Verhaltensweisen haben meist eine oder mehrere Funktionen. Sie können z. B. ein Ausdruck sein von unbefriedigten Grundbedürfnissen (nach Aufmerksamkeit, Sicherheit, Selbstbestimmung, Milieuveränderung), Über- oder Unterforderung, Schmerzen, Angst, Unsicherheit etc. Gerade bei Menschen mit geistiger Behinderung und Autisten ist es auch wesentlich, die kommunikativen Aspekte des Verhaltens zu erfassen. Oft stellt das Verhalten einen dysfunktionalen Lösungsversuch dar, der, wenn er richtig verstanden wurde, einer Korrektur durch eine Veränderung einzelner Variablen zugänglich ist.

Für das Verständnis der Wechselseitigkeit des Geschehens und der Entwicklung des Behandlungskonzeptes gilt es, die oft unterschiedlichen Sichtweisen und Erklärungsmodelle der Beteiligten im Umfeld zu beleuchten und einzubeziehen. Aspekte wie die Steuerungsfähigkeit, die Erwartung an einen Therapieplan und schließlich die Formulierung realistischer Ziele sind zu diskutieren.

Im ambulant-psychiatrischen Behandlungs-Setting hat sich der Einsatz einer videogestützten Verhaltensanalyse bewährt. Dabei werden Situationen, in denen das Verhalten auftritt, z. B. Essenssituationen, auf Video aufgenommen und analysiert. Dies hat den Vorteil, dass Details konkret sichtbar werden und auch alle Beteiligten eine gewisse Distanz zur Situation bekommen. Möglich ist es nur mit Zustimmung aller Beteiligten, einschließlich Patienten und gesetzlichen Betreuern.

Skalen und Beobachtungsbögen

Zur Erfassung von Verhaltensstörungen existieren eine Reihe von Skalen, die allerdings oft aufwendig und nicht ins Deutsche übersetzt sind. Einige sind einzusehen auf http://www.ld-medication.bham.ac.uk/technicaldocs.htm. Ein besonderer Vorteil der Arbeit mit Skalen liegt in der Schulung der Aufmerksamkeit professioneller Mitarbeiter und einer Präzisierung der Terminologie. Hilfreich in der Praxis erweisen sich auch immer wieder Erhebungsbögen, die die vorausgehende Situation, die problematische Situation und die darauffolgende im Visier haben (siehe Erhebungsbogen), und Beobachtungsbögen, die individuell angepasst einzelne Variablen, z. B. die Stimmung, über einen abgegrenzten Zeitraum immer wieder erfassen. Sie dienen zugleich als diagnostisches Mittel im Rahmen der Verhaltensanalyse.

Apparative Diagostik

Die apparative Diagnostik (Bildgebung, EEG, Laboruntersuchungen etc.) kommt zum Einsatz für medizinische Fragestellungen. Die Befunde finden Eingang in die funktionale Verhaltensanalyse.

Die Verhaltensanalyse ist die Grundlage für die Generierung einer Arbeitshypothese, die wiederum Grundlage ist für die Entwicklung eines therapeutisch-pädagogischen Behandlungskonzeptes.

Therapie

Entsprechend der Art der Variablen, die zu fremd- und selbstverletzenden Verhaltensweisen bei einem Patienten führen, ist auch ein Behandlungskonzept mit Angriffspunkten auf den unterschiedlichen Ebenen zu entwickeln. Die Behandlung abgrenzbarer Störungen wie Epilepsien, psychischer und somatischer Erkrankungen ist in dem Behandlungskonzept mitzuberücksichtigen. Wesentlich ist, dass die Arbeitshypothese für alle Beteiligten transparent ist und der Behandlungsplan die unterschiedlichen Behandlungsansätze strukturiert und zusammenführt. Voraussetzung für das Gelingen dieses Vorhabens ist die interdisziplinäre Zusammenarbeit mit einer sachlichen und ausführlichen Verständigung über unterschiedliche Sichtweisen und konzeptionelle Ansätze.

Therapeutische Ansätze nach einem bio-psycho-sozialen Modell umfassen Psychotherapie, psychoedukative Verfahren (z. B. Wut-Management-Training nach *Benson*), Soziotherapie, Milieugestaltung (z. B. nach Elementen des TEACCH-Konzeptes), somatotherapeutische Verfahren (u. a. Psychopharmakotherapie), Heil- und Sonderpädagogik. Aus der Vielfalt der Behandlungsansätze für fremd- und selbstverletzende Verhaltensweisen sollen hier zwei herausgegriffen werden, die sich im Rahmen eines Behandlungskonzeptes sowohl bei leichter als auch schwerer geistiger Behinderung gut integrieren lassen.

Positive Verhaltensunterstützung

Die positive Verhaltensunterstützung, ein Konzept, das mit einem Paradigmenwechsel in den USA vor ca. 20 Jahren in ein breiteres Blickfeld gerückt ist, basiert auf der Erkenntnis, daß aversive Reize und Verbote eher das Gegenteil eines gewünschten Erfolges im Umgang mit Verhaltensauffälligkeiten erzielen und zu einer zusätzlichen Verunsicherung führen. Das Konzept beruht auf der Prämisse, dass viele herausfordernde Verhaltensweisen eine kommunikative Funktion haben, insgesamt mehrere funktionale Bedeutungen verknüpft sein können, und sie sich auch auf Umgebungsaspekte und soziale Beziehungen beziehen [22].

Der Ansatz besteht z. B. darin, alternative Verhaltensweisen zu ermöglichen, problematische Situationen zu verändern, u. U. soziale Anforderungen zu verändern (z. B. eine Vereinfachung und Veranschaulichung von Aufgaben, durch Rhythmisierung), ferner in einer Veränderung dysfunktionaler Interaktionsmuster, z. B. durch eine Veränderung der Konsequenzen, und in einem Training adaptiver Verhaltensweisen, z. B. durch ein Ärger-Management-Training zur Förderung von Fertigkeiten der Selbstregulation in Konfliktsituationen und sozialem Kompetenztraining, Konfliktregelung ohne Aggressionen. Dazu kann gehören die Einstellungsänderung von Bezugspersonen, etwa auch bestimmte Verhaltensweisen zu akzeptieren bzw. zu tolerieren; Klärung und Aushandeln von Regeln, z. B. Absprachen für Gruppenverhalten; Kompensation durch geeignetere Betreuungsformen, z. B. mehr bewegungsorientierte oder andere individuelle Angebote; Veränderungen des „krankmachenden" Milieus; Etablierung klarer und konsistenter Regeln darüber, wo, wann, wie, mit wem etc. was erlaubt ist.

Psychopharmakotherapie

Die Pharmakotherapie ist die am wenigsten Erfolg versprechende Therapieform bei Verhaltensstörungen und findet oft unkritische Anwendung [23]. Die Erfolgschancen korrelieren mit einer funktionalen Verhaltensanalyse! Nur für wenige Antipsychotika gibt es eine Zulassung für aggressive Verhaltensstörungen, meist muss die Medikation „off label" eingesetzt werden und sollte sehr gut begründet und dokumentiert sein. Es gibt aber einige Studien zum Einsatz von Antidepressiva [24] und Antipsychotika [25] und einige wenige zum Einsatz von Stimmungsstabilisatoren und Antikonvulsiva [26]. Weitere systematische Reviews finden sich auf http://www.ld-medication.bham.ac.uk/technicaldocs.htm.

Zum symptomorientierten Einsatz hinsichtlich Impulsivität, Stimmungslabilität, Anspannung etc. kommen Neuroleptika wie z. B. Risperidon (z. B. bei autoaggressiven Verhaltensstörungen), Zuclopenthixol (z. B. bei fremdaggressiven Verhaltensstörungen), Quetiapin, Olanzapin, Benzamide wie Buspiron (z. B. bei autistischen Verhaltensweisen, auch als Augmentation), Amisulprid, Antidepressiva wie Citalopram, Sertralin, Antikonvulsiva/Stimmungsstabilisatoren wie Lamotrigin, Carbamazepin, Valproinsäure, Pregabalin, Betablocker wie Propranolol, Opioidantagonisten wie Naltrexon und auch Clonidin. Selten kommen zum Einsatz Clozapin (verbunden mit Blutbildkontrollen alle vier Wochen) und Lithium (aufgrund des engen therapeutischen Fensters).

Menschen mit geistiger Behinderung weisen eine sehr unterschiedliche, meist erhöhte Empfindlichkeit für medikamentöse Nebenwirkungen auf und alle Psychopharmaka können unerwünschte Nebenwirkungen hervorrufen. Jeder Einsatz von Medikamenten erfordert eine klare Analyse des Problems bzw. eine Diagnose und eine sorgfältige Abwägung zwischen erwünschten Wirkungen und unerwünschten Nebenwirkungen. Typische Probleme der Behandlung mit Neuroleptika können sein eine Symptomverschlechterung bzw. das Auftreten neuer Symptome im Rahmen unerwünschter psychischer Nebenwirkungen, aber auch das Einbinden von Nebenwirkungen (v. a. Akathisie) in bereits praktizierte Rituale und Stereotypien, die dann an Intensität und Frequenz zunehmen. Dies kann den Einsatz von Gegenmitteln, aber auch eine Überprüfung der Indikation oder die Umstellung auf Alternativen erfordern. Besonders klassische Neuroleptika sollten in der Behandlung von jungen Menschen wegen der Gefahr von Spätdyskinesien vermieden werden. Oft wird die Möglichkeit des Einsatzes von Antidepressiva unterbewertet.

Potenzielle Nebenwirkungen wie Gewichtszunahme, kognitive Beeinträchtigungen, Obstipation, Müdigkeit, Blutbildveränderungen etc. sollten dem Umfeld bekannt gemacht und überwacht werden. Dies setzt eine Verlaufskontrolle mit Behandlungskontinuität, eine angemessene zeitliche Planung und Kontrolluntersuchungen voraus. Prinzipien, wie „start low, go slow" verbessern die Verträglichkeit. Oft sind bereits in einem niedrigen Dosisbereich positive Effekte zu erzielen.

Schlechte Aussichten für einen Behandlungserfolg bestehen in irrationalen Erwartungen an die Therapie mit Psychopharmaka (oft verknüpft mit einer grundsätzlich ablehnende Haltung), dem ausschließlichen Einsatz von Psychopharmaka und einer unzureichenden Evaluation der Behandlung.

Gute Voraussetzungen für einen erfolgreichen Einsatz von Psychopharmaka sind eine solide Verhaltensanalyse, realistische Ziele und Erwartungen, Behandlungskontinuität, Koordination des therapeutisch-pädagogischen Prozesses im multiprofessionellen Team und die Einbettung in ein multimodales Behandlungskonzept, das Synergien unterstützt und Psychopharmaka u. U. auch eine untergeordnete, adjuvante Funktion zuteilt.

Antizipierendes Krisenmanagement

Sinnvoll und realistisch ist es im Rahmen eines Behandlungskonzeptes von fremd- und selbstverletzenden Verhaltensweisen, vor allem im Zusammenhang mit autistischen Verhaltensweisen, krisenhafte Zuspitzungen von vornherein in Betracht zu ziehen und auf sie vorbereitet zu sein. Die Entwicklung und konsequente Umsetzung eines Planes zum Umgang in Krisensituationen sieht nach Möglichkeit mehrere Stufen vor, die frühzeitig und angemessen auf problematische Verhaltensweisen reagieren, und kann damit langfristig zu einer Unterstützung der Selbstregulation beitragen. Er greift, wenn auto- oder fremdaggressives Verhalten eskaliert, sich die Möglichkeiten der Selbststeuerung einschränken. Zum Einsatz können kommen: Bedarfsmedikation (z. B. Benzodiazepine), Rückzugsmöglichkeiten, Entspannungsmaßnahmen, ein Umgebungswechsel bis hin zur stationären Aufnahme. Ein Stufenplan für Krisen sollte auch für den Patienten transparent und nachvollziehbar sein, den individuellen Bedürfnissen und Gegebenheiten angepasst sein und auch bezüglich seiner Tauglichkeit und dem angemessenen Einsatz der Mittel immer wieder überprüft werden [27].

Prävention

Präventive Ansätze bestehen in der Frühförderung der Selbstregulation und kommunikativer und sozialer Fertigkeiten, auch unter dem Einsatz von Elterntrainings und Beratung von Kindergärten [28], des Weiteren der Früherkennung, Therapie und Förderung körperlicher Beeinträchtigungen sowie Sinnesbehinderungen, der Prävention psychischer Erkrankungen durch Unterstützung in vulnerablen Lebensphasen, der angemessenen Gestaltung des sozialen Milieus und der Förderung im Erlernen von Bewältigungsstrategien sowie der Früherkennung psychischer Störungen. Präventiv wirken störungsspezifische Förderansätze und Psychoedukation [29], medizinische Vorsorgeuntersuchungen und Verlaufskontrollen.

Fazit

Vor einem Erstkontakt zur Psychiatrie stehen unserer Erfahrung nach bei den meisten Patienten bereits weitreichende Bemühungen innerhalb des pädagogischen Umfeldes. Mittlerweile erfolgen mehr und mehr Erstkontakte ambulant im Vorfeld dramatischer Krisen und stationär-psychiatrische Behandlungen können hierdurch abgefangen und vermieden werden. Insbesondere eine aufsuchende ambulant-psychiatrische Betreuung [30] erlaubt unter Einbeziehung des Umfeldes vor Ort und Kenntnis des Milieus behutsame und zugleich effektive Behandlungsmöglichkeiten von selbst- und fremdverletzenden Verhaltensweisen.

Wesentliche Voraussetzung dafür ist die Bereitschaft eines verständnisvollen und sachlichen Umgangs mit in fast jeder Profession zu eigenen Konstrukten gewachsenen Konzepten.

Literatur

1 Emerson E (1995) Challenging behaviour: analyses and antervention in people with learning disabilities. Cambridge University Press, Cambridge
2 Theunissen G (2005) Pädagogik bei geistiger Behinderung und Verhaltensauffälligkeiten. Klinkhardt, Bad Heilbrunn, S. 59 ff
3 Tyrer F, McGrother CW, Thorp M et al (2006) Physical aggression towards others in adults with learning disabilities: prevalence and associated factors. Journal of Disability Research 50/4: 295–304
4 Crocker AG, Mercier C, Lachapelle Y et al. 2006 Prevalence and types of aggressive behaviour among adults with intellectual disability. Journal of Disability Research, 50/9: 652-661
5 Moss S, Emerson E, Kiernan C et al (2000) Psychiatric symptoms in adults with learning disability and challenging behaviour. Br J Psychiatry 177: 452–456
6 Thompson CL, Reid A (2002) Behavioural symptoms among people with severe and profound intellectual disabilities: A 26-year follow-up study. Br J Psychiatry 181: 67–71
7 Collacott RA, Cooper SA, Branford D et al (1998) Epidemiology of self-injurious behaviour in adults with learning disabilities. Br J Psychiatry 173: 428–32
8 Gaese F (2007) Intelligenzminderung (F7). In: Schanze C (Hrsg) Psychiatrische Diagnostik und Therapie bei Menschen mit Intelligenzminderung. Schattauer, Stuttgart, 131 ff.
9 Neuhäuser G, Steinhausen HC (Hrsg.) (2003) Geistige Behinderung. Kohlhammer, Stuttgart
10 Sarimski K (1997) Behavioural phenotypes and family stress in three mental retardation syndromes. European Child & Adolescent Psychiatry 6: 26–31
11 Noterdaeme N (2006) Stereotypien und autoaggressive Verhaltensweisen bei geistig behinderten Kindern und Jugendlichen. In: Frank R (Hrsg) Geistige Behinderung. Verhaltensmuster – Verhaltensauffälligkeiten. Lambertus, Freiburg, 142–56
12 Bodfish JW, Crawford TW, Powell SB et al (1995) Compulsions in adults with mental retardation: prevalence, phenomenology and comorbidity with stereotypy and self-injury. Am J Ment Retard 100: 183–92
13 Hemmings CP, Gravestock S, Pickard M et al (2006) Psychiatric symptoms and problem behaviours in people with intellectual disabilities. Journal of Intellectual Disability Research 50 (4): 269–276
14 Schanze C (2007) Intelligenzminderung und psychische Störung – Grundlagen, Epidemiologie und Erklärungsansätze. In: Schanze C (Hrsg) Psychiatrische Diagnostik und Therapie bei Menschen mit Intelligenzminderung. Schattauer, Stuttgart, 15–24
15 Emerson E, Moss, SC, Kiernan, CK (1999) The relationship between challenging behaviour and psychiatric disorders in people with severe intellectual disabilities. Bouras N (ed) Psychiatric and behavioural disorders in mental retardation. Cambridge University Press, Cambridge, 38-48
16 Meins W (1995) Symptoms of major depression in mentally retarded adults. Journal of Intellectual Disability Research 39: 41–45
17 Sinzig KJ, Lehmkuhl G (2007) Autismus und ADHS – Gibt es Gemeinsamkeiten? Fortschr Neurol Psychiatr 75: 267–274
18 Rothenberger A, Roessner V, Banaschewski T et al (2007) Co-existence of tic disorders and attention-deficit/hyperactivity disorder – recent advances in understanding and treatment. Eur Child Adolesc Psychiatry 16 (suppl 9): A3

19 Sturmey P (1999) Classification: concepts, progress and future. In: Bouras N (ed) Psychiatric and behavioural disorders in developemental disabilities an mental Retardation. Cambridge University Press, Cambridge, 3-17
20 Kerr MP, (2002) Behavioral assessment in mentally retarded and developmentally disabled patients with epilepsy. Epilepsy Behav 3 (6S1): 14–17
21 Kanfer FH, Saslow G (1969) Behavioral diagnosis. In: Franks CM (ed) Behavior therapy: appraisal and status: McGraw-Hill, New York, 417–444
22 Westling D, Theheunissen G (2006) Positive Verhaltensunterstützung – Positive behavior support. Geistige Behinderung 4/06: 296–308
23 Brylewski J, Duggan L (2004) Antipsychotic medication for challenging behaviour in people with learning disability (Cochrane Review). Cochrane Library
24 Sohanpal SK, Deb S, Thomas C et al (2007) The effectiveness of antidepressant medication in the management of behaviour problems in adults with intellectual disabilities: a systematic review. Journal of Intellectual Disability Research 51 (10): 750–765
25 Deb S, Sohanpal SK, Soni R et al (2007) The effectiveness of antipsychotic medication in the management of behaviour problems in adults with intellectual disabilities. Journal of Intellectual Disability Research: 51: 766–777
26 Deb S, Chaplin R, Sohanpal S et al (2008) The effectiveness of mood stabilizers and antiepileptic medication for the management of behaviour problems in adults with intellectual disability: a systematic review. Journal of Intellectual Disability Research 52 (2): 107–113
27 Wüllenweber E, Theunissen G (Hrsg) (2001) Handbuch Krisenintervention. Hilfen für Menschen mit geistiger Behinderung. Theorie, Praxis, Vernetzung. Kohlhammer, Stuttgart
28 Sarimski K (2007) Praktische Ansätze in der Frühförderung zur Prävention psychischer Störungen. Materialien der DGSGB 15: 22–31
29 Schanze C (2007) Entstehungsbedingungen und Prävention psychischer Störungen bei Menschen mit geistiger Behinderung aus Sicht der Erwachsenenpsychiatrie. Materialien der DGSGB 15: 60–73
30 Gaese F (2006) Psychiatrische Diagnostik und Therapie bei Menschen mit geistiger Behinderung im Erwachsenenalter. Vorstellung eines spezialisierten Behandlungsangebotes am Bezirkskrankenhaus Haar. In: Frank R (Hrsg) Geistige Behinderung, Verhaltensmuster und Verhaltensauffälligkeiten. Lambertus, Freiburg, 256 ff

Aufklärung und Elternberatung bei schweren Behinderungen

Reiner Frank

Die Mitteilung über eine Behinderung ihres Kindes erschüttert Hoffnungen der Eltern über dessen Zukunftschancen. Ärzte haben die Aufgabe, Eltern über die Behinderung ihres Kindes aufzuklären und sie zu beraten. Als Übermittler der Botschaft sollen Ärzte informieren, Verständnis zeigen und die Eltern stützen und begleiten.

Beispielhaft steht die erste Mitteilung einer Diagnose im Vordergrund. Im Lauf der Entwicklung eines Kindes mit einer Behinderung ändern sich die Themen und die Fragestellungen. Aufklärung ist ein kontinuierlicher Prozess.
Familie als Lebenszyklus
Familienleben lässt sich als eine Entwicklung im Lebenszyklus beschreiben [1, 2, 3] (Abb. 1).

Zwei Menschen gehen eine Partnerschaft ein. Der Übergang zur Elternschaft ist durch die Geburt eines Kindes gekennzeichnet.

Die frühe Kindheit ist eine enge Gemeinschaft von mindestens drei oder auch mehr Personen. Der Besuch des Kindergartens und der Besuch der Schule be-

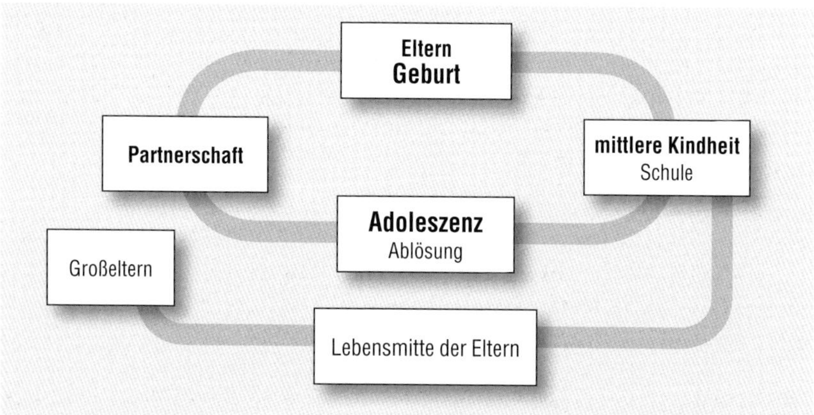

Abbildung 1. Lebenszyklus von Familien.

wirken eine Öffnung nach außen. In der mittleren Kindheit – der Latenzphase – geben die Familie und die Schule eine stabile Basis. In der Adoleszenz finden die körperlichen und psychischen Veränderungen der Pubertät statt. Das Ende der schulischen Laufbahn steht bevor. Eine zunehmende Ablösung und Verselbstständigung des jungen Menschen hat das Ziel, ein eigenständiges Leben zu führen und schließlich auch eine Partnerschaft einzugehen. Die Eltern haben bis dahin die Lebensmitte erreicht und überschritten, um schließlich Großeltern zu werden.

Die Verflechtungen zwischen Individuum und familiären Bezügen sind von einem Wechsel von Bindung und Loslösung geprägt. Dieser idealisierte und verkürzt dargestellte Ablauf kann durch Lebensereignisse wie Trennung, Scheidung, Krankheit und Tod belastet und verändert werden.

Entwicklung mit Behinderung

Ein großer Teil schwerwiegender, meist genetisch bedingter Behinderungen ist unmittelbar nach der Geburt erkennbar. Art und Ausmaß der Behinderung sind für die Eltern eher zu begreifen, wenn von Seiten der Ärzte das Krankheits- und Störungsbild eingeordnet und benannt werden kann, wenn es möglich ist, „dem Kind einen Namen zu geben" [4]. Über das Ausmaß der Beeinträchtigung, über das Entwicklungstempo und über langfristige Entwicklungschancen des Kindes können in dieser Phase kaum realistische Aussagen gemacht werden. Für Eltern und auch für Fachleute bedeutet das ein hohes Maß an Unsicherheit.

Vorstellungen, wie ein Kind am besten zu fördern ist, divergieren schon von Anfang an sehr weit in einem breiten Spektrum zwischen therapeutischem Nihilismus und rastloser Förderung. Begegnungen mit vielen Fachleuten unterschiedlicher Herkunft und unterschiedlicher Sichtweise können für manche Eltern zur Odyssee werden.

Bei der Einschulung stehen Eltern vor der Entscheidung, ob sie sich für ihr Kind die Einschulung in eine Regelschule vorstellen, wie das in Italien gesetzlich festgelegt ist, oder ob eine Eingliederung in das Sonderschulsystem für das Kind nach dem in Deutschland und Österreich bestehenden System förderlicher wäre [5, 6].

Der Schulbesuch gewährleistet soziale Kontakte und Fördermöglichkeiten. Spätestens gegen Ende der Schulzeit sorgen sich Eltern, was aus ihrem Kind werden soll und inwieweit ein eigenständiges Leben möglich wird.

Eine schwere Behinderung führt zwangsläufig zu einem höheren Versorgungsaufwand der Eltern für ihr Kind. Über wesentlich längere Zeit ist intensive Betreuung notwendig, sodass ein von außen manchmal unangemessen eng erscheinender Kontakt unvermeidbar ist. Insgesamt erfolgen die normativen Übergänge wesentlich später, unter erschwerten Bedingungen.

Aufklärung und Beratung

Grundelemente des Arzt-Patient-Gespräches sind Begrüßung und Kontaktaufnahme, die Formulierung einer Fragestellung, die Klärung der Situation und mögliche Lösungen. Beim Überbringen schlechter Nachrichten sehen sich die Betroffenen mit einer unerwarteten und überwältigend unangenehmen Situation konfrontiert. Zunächst steht die Frage im Vordergrund, was mit dem Kind los ist. Unmittelbar danach folgen drängende Fragen nach Zukunftsperspektiven.

Die Herausforderung bei der Gesprächsführung besteht für Ärzte darin, zunächst den Zustand und die Situation des Kindes zu beschreiben und auf die Reaktionen der Eltern zu achten, ihnen zuzuhören. In einem zweiten Schritt erfolgt die Mitteilung der fachlichen Beurteilung der Situation des Kindes, die den Eltern wieder Raum für Nachfragen gibt [7].

Angemessene Aufklärung ist fast nie innerhalb eines einzelnen Gesprächs möglich. Deshalb muss am Ende eines jeden Gesprächs die Frage nach dem weiteren Vorgehen stehen. Es ist günstig, konkret einen Nachfolgetermin zu vereinbaren.

Training in Gesprächsführung

Gesprächsführung ist lehr- und lernbar. Als Beispiel für das kommunikative Verhalten zwischen Arzt und Eltern dienen Erfahrungen aus einem Training in Gesprächsführung für Medizinstudenten zum Thema „Überbringen schlechter Nachrichten“.

Medizinstudenten eines ganzen Semesters werden in kleine Gruppen aufgeteilt. Studenten in der Rolle eines Elternpaares und eines Arztes führen zu einem vorher vereinbarten Thema ein Gespräch von fünf Minuten Dauer. Dieses wird per Video aufgezeichnet und unmittelbar darauf mit der ganzen Gruppe angesehen. Das gleiche Thema wird jeweils in zwei Gruppen parallel gespielt. Die Darsteller zeigen ganz verschiedene Persönlichkeitsstile. Man sieht dadurch, dass es ganz unterschiedliche Wege gibt, um zum gleichen Ziel zu kommen.

Zentrale Elemente sind die Wahrnehmungen aller Beteiligten, konstruktive Rückmeldungen zur Gesprächsführung und eine Gruppendiskussion mit inhaltlichen Bezügen zur jeweiligen Erkrankung.

Gesprächsausschnitt Beispiel 1

Thema: Ein siebenjähriger Junge hatte auf dem Schulweg einen Unfall mit einem Schädel-Hirn-Trauma. Er liegt bewusstlos auf der Intensivstation.

Mutter: Was ist passiert?
Ärztin: Er wird überleben.
Vater: Wie geht es weiter bei ihm?
Ärztin: Wir müssen abwarten.
Vater (laut und heftig): Die Aussage „abwarten" ist für uns völlig unbefriedigend. Haben Sie nicht Vergleichswerte von anderen Kindern, damit man irgendetwas Greifbares hat?
Mutter: Ist sein Hirn kaputt?

Die Ärztin bleibt ruhig, hört zu. Sie hält die drängenden Fragen der Eltern aus.

Gesprächsausschnitt Beispiel 2

Gleiches Thema

Arzt: Überleben wird er es. Im schlimmsten Fall wird er eine schwere geistige Behinderung haben.
Mutter: Sind Sie das beste Zentrum?
Sollen wir woanders hingehen?
Er soll zum Krüppel gemacht werden bei Ihnen.
Ob Sie selber Kinder haben?
Was bedeutet es für unser Leben?
Wie kann man vorhersehen, wie schwer die Behinderung wird?
Er ist noch nicht so alt.
Der Arzt hört die ganze Zeit ruhig und aufmerksam zu.
Arzt: Zu Ihrer ersten Frage: ....

Die Mutter stellt in kurzer Zeit viele Fragen, die mit Angriffen und Vorwürfen auf die Person des Arztes einhergehen.

Reaktionen der Eltern – Fragen, Emotionen

Die Mitteilung ist ein Schock. Wertvorstellungen werden erschüttert. Selbst in den gespielten Szenen löst die Mitteilung einer schweren Erkrankung oder Behinderung intensive Emotionen aus. Sie werden von allen Gesprächspartnern, den Betroffenen und dem mitteilenden Arzt erlebt. Es ist schwer, eine solche Eröffnung zur Kenntnis nehmen zu müssen. „Ich kann es nicht glauben" ist eine häufige Reaktion. Keine Reaktion zu zeigen, kann auch Ausdruck der Erschütterung sein. Zur Verarbeitung werden Erklärungen gesucht, sind Schuldzuweisungen häufig.

Nicht selten werden als Ausdruck eines Trauerprozesses Todeswünsche geäußert im Sinne von „besser wäre es, wenn er gestorben wäre". Auch solche Gedanken dürfen zur Sprache kommen.

Unter der Wucht der Ereignisse werden Fragen gestellt, die weit in die Zukunft reichen. Fragen nach einer Langzeitprognose sollen Gewissheit verschaffen und Halt geben. Das ist in einer solchen Situation nicht möglich. Eine Beschreibung in verständlicher Sprache der Umstände der Einlieferung des Kindes in die Klinik und des gegenwärtigen klinischen Bildes dient der Klärung der Situation.

Prognosen können sich nur auf die allernächste Zukunft beziehen. Es ist schwer zu sagen, dass keine realistische Prognose gegeben werden kann. Die Ungewissheit bleibt. Konkret fassbar ist eine Vereinbarung mit den Eltern über den Zeitpunkt des nächsten und der weiteren Gespräche.

Der Arzt muss im Aufklärungsgespräch nicht alles wissen. Es genügt, die Informationen zu den anstehenden Fragen bei weiteren Gesprächen verfügbar zu machen.

Hilfen zur Verarbeitung

Fachgerechte Information dient als Hilfe zum Verstehen. Dazu gehören wiederholte Gespräche, eine schriftliche Mitteilung des Befundes an die Eltern, Informationen über das Internet und die Unterstützung durch andere Betroffene über die Elternvereinigungen. Informationen müssen dosiert und abgestimmt auf Alter und Entwicklungsstand des Kindes gegeben werden. Die gleichen Fragen dürfen immer wieder gestellt und besprochen werden [8].

Gesprächsausschnitt Beispiel 3

Thema: Kind mit einer fortschreitenden Muskelerkrankung. Den Eltern ist aufgefallen, dass ihr Junge zunehmend Schwierigkeiten beim Laufen hat. Bei dem Kind wurde eine Muskelbiopsie durchgeführt, die die Diagnose einer fortschreitenden Muskelerkrankung vom Typ Duchenne bestätigt.

Arzt: Er wird wahrscheinlich keine normale Lebenserwartung haben – wie seine Schwester.

Lange Pause

Vater (nickt, kaum merklich)
Mutter (kaum vernehmbar): Was heißt das?
Arzt: Wir können keine gerichtete Prognose abgeben.

Lange Pause

Mutter (ganz leise): Das ist dann schon sicher?
Arzt: Der Peter hat diese Gene. Die jeweilige Ausprägung, wie lange sich dieser Zustand hinzieht, wann die nächsten Symptome auftreten, ist abhängig vom Zustand von Peter und von den Hilfen, die Sie und wir ihm geben können.

Der Arzt hält lange Pausen im Gespräch aus. Er gibt dadurch beiden Eltern die Möglichkeit, ihre sehr verhalten gezeigten Reaktionen zum Ausdruck zu bringen. Er benennt die Akteure – Kind, Eltern, Arzt und das gesamte medizinische Personal – und er beschreibt einen Prozess.

Der Arzt hat alle wesentlichen Elemente angesprochen: Er „nennt das Kind beim Namen“. Es handelt sich um eine bleibende Behinderung. Der Verlauf einer Muskelerkrankung ist individuell variabel und weist gleichzeitig innerhalb eines Krankheitsbildes eine große Streuweite auf. Die Behandlungsmöglichkeiten können sich im Laufe der Zeit ändern. Verbindliche Aussagen über die Lebenserwartung sind nicht möglich.
Die Frage nach der Lebensdauer wird von Seiten der Eltern regelhaft gestellt. Es fällt schwer, den Standpunkt beizubehalten, keine Aussage machen zu können [9]. Für die nahe Zukunft kann man die bevorstehenden Anforderungen beschreiben.

Gesprächsausschnitt Beispiel 4

Thema: Kind mit Leukämie. Der vierjährige Junge ist blass. Er war in den letzten Wochen schwach und fiebrig. Er wurde vom Kinderarzt zum Ausschluss eines Blutkrebses in die Kinderklinik geschickt. Anhand der Untersuchung von Blut und Knochenmark wird die Diagnose einer akuten myeloischen Leukämie gestellt.

Arzt: Dann wird es immer wieder so sein, dass Sie zu Terminen ins Krankenhaus müssen.
Mutter: Was bedeutet das für uns?
Arzt: Für Sie bedeutet es, dass Ihr Kind immer wieder ins Krankenhaus kommen muss und Sie braucht und dass Sie sich darauf einstellen müssen, in den nächsten Jahren oft in die Klinik zu kommen. Es wird eine große Umstellung werden für Sie, ein großer Aufwand. Es erfordert viel Kraft und Mühe für Sie.

In allen Elterngesprächen stellen die Eltern die Frage: Was bedeutet das für uns? Welches sind die Auswirkungen auf die Wünsche, die Erwartungen, den Alltag der Familie? Der Arzt sagt die nächsten Schritte an und er benennt die Belastungen, die auf die Eltern zukommen.

Lösungsansätze – Behandlungsplanung

Der Behandlungsplan wird aus Gesprächen mit den Eltern, dem Kind und Jugendlichen selbst und den Ärzten (auf Augenhöhe geführt!) entwickelt. Ergebnisse und nächste Schritte können im Arztbrief festgehalten werden.

Das Hilfeplangespräch nach § 36 des Kinder- und Jugendhilfegesetzes (Sozialgesetzbuch SGB VIII) hat eine vergleichbare Funktion. Hilfebedarf und erforderliche Hilfen werden im Gespräch mit „dem jungen Menschen", den Erziehungsberechtigten und der Fachkraft des Jugendamtes unter Mitwirkung weiterer beteiligter Fachleute erarbeitet.

In Fallkonferenzen treffen sich alle an der Behandlung Beteiligten, um ihre Sichtweisen auszutauschen und einen abgestimmten Behandlungsplan zu erarbeiten. Die Aufgaben, die sich bei weiteren Treffen überprüfen lassen, werden in einem Protokoll niedergelegt. Aus den jeweiligen Situationsbeschreibungen geht der Entwicklungsstand hervor. Entwicklungsfortschritte werden bei vergleichender Betrachtung der Protokolle besser sichtbar [10].

Rehabilitation – Bewältigungsmöglichkeiten

Die Definition des Sozialgesetzbuches I, § 10 lautet: Wer körperlich, geistig oder seelisch behindert ist, hat ein Recht auf Hilfe, die notwendig ist, um die Behinderung abzuwenden, zu beseitigen, zu bessern und einen den Fähigkeiten entsprechenden Platz in der Gemeinschaft insbesondere im Arbeitsleben zu sichern.

Nach der Definition der Weltgesundheitsorganisation WHO ist Rehabilitation der koordinierte Einsatz von medizinischen, sozialen, schulischen und beruflichen Maßnahmen mit dem Ziel nicht nur einer bestmöglichen funktionellen Wiederherstellung, sondern auch der sozialen Wiedereingliederung. Es handelt sich um einen kontinuierlichen Prozess.

Die für Rehabilitationskonzepte entwickelte Internationale Klassifikation der Funktionsfähigkeit (ICF) benennt Beeinträchtigungen und Belastungen als Folge der Behinderung. Neu ist in dieser Klassifikation die Einbeziehung von Bewältigungsmöglichkeiten, die der betroffenen Person selbst zur Verfügung stehen und von der Umgebung eingebracht werden können [10, 11].

Personenbezogene Faktoren sind Interessen, Fähigkeiten und Stärken. Diese gilt es zu erkennen und zu fördern [12]. Förderliche Umweltfaktoren kommen von der Familie, der Schule, den Behandlern und der ganzen Gesellschaft [13].

Für die Familie kennzeichnet die Ausstellung eines Behindertenausweises einen großen Schritt auf dem Weg, die Behinderung des Kindes anzuerkennen und gleichzeitig einen Nachteilsausgleich und eine Hilfe zur Teilhabe am Leben anzunehmen.

Ausblick

Gesprächsführung ist lehr- und lernbar [13, 14]. Es gibt keine Patentlösungen. Unterschiedliche Wege führen zum Ziel. Die Mitteilung einer Behinderung ist für Arzt und Eltern gleichermaßen belastend. Viele Informationen können von den Eltern überhaupt nicht aufgenommen werden. Haften bleiben für sie die Haltung, die Zuwendung und das Verständnis, mit dem ihnen ihr Gesprächspartner begegnet ist.

Angesichts eines langen Verlaufes müssen Eltern sich ihre Kräfte einteilen. Sie dürfen und müssen für sich selbst sorgen. Gleichzeitig sind auch die Geschwister eines behinderten Kindes mit betroffen. Das sehr empfehlenswerte Buch von *I. Achilles* „Um mich kümmert sich keiner" beschreibt die Situation der Geschwister behinderter und chronisch kranker Kinder [15].

Aufklärung und Beratung sind lebenslange Prozesse mit dem Ziel, gemeinsam Ideen zu entwickeln, den Eltern, der Familie Hoffnung und Kraft und eine Perspektive zu geben.

Literatur

1 Frevert G, Cierpka M, Joraschky P (2003) Familiäre Lebenszyklen. In: Cierpka M (Hrsg), Handbuch der Familiendiagnostik. Springer, Berlin, 173–224

2 Hegemann T. Asen E, Tomson P (2000) Familienmedizin für die Praxis. Schattauer, Stuttgart

3 Herpertz-Dahlmann B et al (2003) Entwicklungspsychiatrie. In: Herpertz-Dahlmann B et al (Hrsg), Entwicklungspsychiatrie. Biopsychologische Grundlagen und die Entwicklung psychischer Störungen. Schattauer, Stuttgart, 315–357

4 Emerson E et al (2004) The international handbook of applied research in intellectual disabilities. Wiley & Sons, West Sussex

5 Niederhofer H (2006) Die schulische Integration von Menschen mit mentaler Behinderung im internationalen Vergleich. In: Frank R (Hrsg) Geistige Behinderung. Verhaltensmuster und Verhaltensauffälligkeiten. Lambertus, Freiburg, 94–100

6 Warnke A (2003) Intelligenzminderung. In: Herpertz-Dahlmann B et al (Hrsg) Entwicklungspsychiatrie. Biopsychologische Grundlagen und die Entwicklung psychischer Störungen. Schattauer, Stuttgart, 467–503

7 Buckman R (1992) How to break bad news. Johns Hopkins University Press, Baltimore

8 Sarimski K (2005) Psychische Störungen bei behinderten Kindern und Jugendlichen. Hogrefe, Göttingen

9 Führer M, Duroux A, Borasio GD (2006) „Können Sie denn gar nichts für mein Kind tun?“. Therapiezieländerung und Palliativmedizin in der Pädiatrie. Kohlhammer, Stuttgart

10 Gegenfurtner G (2005) Ein patientenorientiertes Kooperationsmodell – die Helferkonferenz. In: Frank R (Hrsg) Rehabilitation von Jugendlichen mit neuropsychiatrischen Erkrankungen. Lambertus, Freiburg, 158–172

11 Voll R (2007) Leitlinie Rehabilitation. In: Deutsche Gesellschaft für Kinder- und Jugendpsychiatrie, Psychosomatik und Psychotherapie, Bundesarbeitsgesellschaft Leitender Klinikärzte für Kinder- und Jugendpsychiatrie, Psychosomatik und Psychotherapie und Berufsverband der Ärzte für Kinder- und Jugendpsychiatrie, Psychosomatik und Psychotherapie (Hrsg) Leitlinien zu Diagnostik und Therapie von psychischen Störungen im Säuglings-, Kindes- und Jugendalter. Deutscher Ärzte-Verlag, Köln, 473–484

12 Miller W, Rollnick S (2002) Motivierende Gesprächsführung. Lambertus, Freiburg

13 Frank R (2005) Rehabilitation von Jugendlichen mit neuropsychiatrischen Erkrankungen. Lambertus, Freiburg

14 Kopecky-Wenzel M, Frank R (2004) Kernkonzept „Intensivkurs in Gesprächsführung“. Abschlussbericht für die Gesundheitsinitiative Bayern aktiv, München

15 Achilles I (2005) „... und um mich kümmert sich keiner!“ Die Situation der Geschwister behinderter und chronisch kranker Kinder. Reinhardt, München

Multimodale Behandlung von Entwicklungsstörungen in der Kinderpsychiatrie

Bedeutung der Variabilität kindlicher Entwicklungsverläufe

Stephan Springer, Michele Noterdaeme

Anhand theoretischer Überlegungen und zweier Fallbeispiele möchten wir darstellen, warum ein multimodales Behandlungskonzept für die frühe Therapie von Entwicklungsstörungen sinnvoll und geeignet ist. Psychische Störungen mit Krankheitswert können in ähnlicher Häufigkeit wie im Jugend- und Erwachsenenalter bereits im Vorschul- und Grundschulalter gefunden werden [1, 2]. In dieser Altersgruppe gehören die Intelligenzminderung, die umschriebenen Entwicklungsstörungen der Sprache, der Motorik und schulischer Fertigkeiten sowie die tief greifenden Entwicklungsstörungen des autistischen Spektrums zu den häufigsten Differenzialdiagnosen. Typisch ist die große Häufigkeit des Auftretens komorbider Störungen – z. B. in über 40 % der Fälle psychiatrische Krankheitsbilder bei Sprachstörungen und Lese-Rechtschreib-Störungen [3]. Dass die kindliche Entwicklung nicht nur global, sondern auch in ihren Teilleistungen in sehr unterschiedlichem Ausmaß beeinträchtigt sein kann und durch die Umwelt erheblich beeinflusst werden kann, bedingt eine große Variabilität und Unvorhersagbarkeit normaler und pathologischer kindlicher Entwicklungsverläufe. Vorgestellt wird ein Modell, das diese Variabilität zu erklären versucht, sowie diagnostische Verfahren, mit deren Hilfe die komplexen Störungsbilder erfasst werden können, als Grundlage des multimodalen Münchener Behandlungskonzepts für Entwicklungsstörungen.

Entwicklungspsychiatrische Modelle

Mit Entwicklungsstörungen sind die sogenannten umschriebenen Entwicklungsstörungen der Sprache, der Motorik und schulischer Fertigkeiten, die Gruppe der tief greifenden Entwicklungsstörungen mit dem frühkindlichen, atypischen und Asperger-Autismus sowie die Störung der geistigen Entwicklung mit den unterschiedlichen Ausprägungsgraden der geistigen Behinderung gemeint. Alle diese Störungen sind charakterisiert durch Diskrepanzen im Verlauf der Entwicklung kognitiver, kommunikativer, sozialer oder mehrerer dieser Fähigkeiten im Vergleich zu gleichaltrigen Gesunden [4]. Der Begriff der Störung ist für Entwicklungsstörungen nicht nur durch eine quantitative Abweichung von der Norm Gleichaltriger definiert, sondern ist qualitativ auch dadurch definiert, dass das betreffende Kind die gestellten individuellen Entwicklungsaufgaben nicht bewältigen kann und darunter leidet [5].

Die Wechselwirkungen bei der Bewältigung von Entwicklungsaufgaben können in einem sogenannten adaptiven Entwicklungsmodell dargestellt werden [6], welches in Abbildung 1 grafisch dargestellt ist. Einerseits beeinflusst die Umwelt des Kindes mit ihren Risikofaktoren und protektiven Faktoren die Bewältigung von Entwicklungsaufgaben, andererseits geschieht dies aber auch durch das Kind selbst mit seiner individuell ausgeprägten Resilience oder Vulnerabilität. Schützende und störende Faktoren des Individuums und seiner Umwelt wirken während der gesamten Entwicklung auf das Kind ein. Die Verschiebung dieses Gleichgewichts führt zunächst zur Störungsdisposition und letztlich auch zur Störungsmanifestation. Mit den individuellen Faktoren des Kindes sind der Intellekt, die Sprache, das Temperament und die Motivation zur sozialen Interaktion und zum Lernen gemeint. Wichtige Umweltfaktoren sind neben Schule und sozialer Schicht v. a. die Akzeptanz des Kindes durch die Umwelt und besonders das Verständnis der Eltern für die Behinderung des Kindes und seine besonderen Bedürfnisse und Anpassungsprobleme. Ein verständnisvolles elterliches Umfeld gilt als einer der wichtigsten protektiven Faktoren.

Ziel eines multimodalen Behandlungskonzepts muss es sein, neben der Behandlung der umschriebenen Entwicklungsstörung im engeren Sinne die ungünstige Entwicklung oben genannter Faktoren rechtzeitig zu erkennen und die günstige Beeinflussung möglichst vieler Faktoren als einen essentiellen Bestandteil der Behandlung zu verstehen. Es gibt für jüngere Kinder bisher kaum Studien, die die Effizienz multimodaler Behandlungsprogramme untersucht haben [7]. Als Einzelaspekte konnten Untersuchungen aber zeigen, dass z. B. eine Kooperation zwischen Psy-

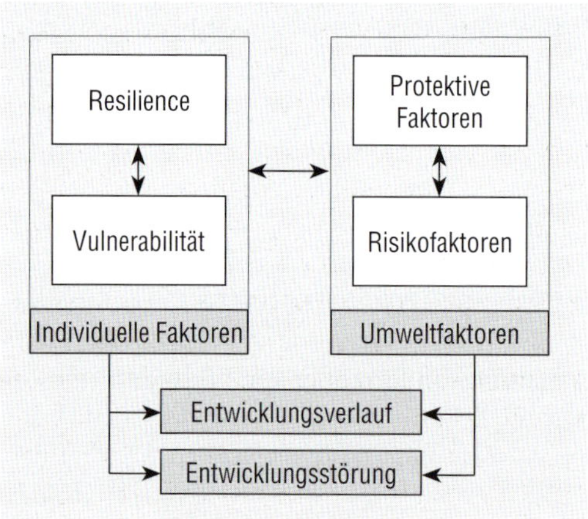

Abbildung 1. Adaptives Entwicklungsmodell (nach [6]).

chiatrie und Einrichtungen zu einem vorsichtigeren Einsatz von Psychopharmaka führen kann [8] oder dass eine elternzentrierte Behandlung bei Sprachstörungen effektiv sein kann [9, 10].

Frühdiagnostik

Trotz der großen Variabilität kindlicher Entwicklungsverläufe ist es möglich, Entwicklungsstörungen früh zu diagnostizieren und mit einem multimodalen Behandlungskonzept effektiv zu beeinflussen, wenn man die multifaktorielle Ätiologie und Pathogenese beachtet. Die Frühdiagnostik von Entwicklungsstörungen erfordert aber ein hohes Maß an entwicklungspsychiatrischer Erfahrung. Denn die Kinder werden in einem Entwicklungsalter untersucht, in dem es zu einer sehr raschen Veränderung und umfassenden Entwicklung von unterschiedlichen Fertigkeiten beispielsweise der Sprache oder des Lesens und Schreibens kommt. Demzufolge werden bei den diagnostischen Methoden eindimensionale Verfahren vermieden. Indem in den Instrumenten qualitative und quantitative Verfahren kombiniert werden, sollen folgende Aspekte berücksichtigt werden:

Diagnostische Kriterien, die auch an das Lebensalter und Entwicklungsalter der Kinder adaptiert werden können, sind mit größerer diagnostischer Wertigkeit anwendbar, da nur wenige, altersunabhängige eindeutige Kriterien für frühe Störungen definiert werden können. Eine Standardisierung und Normierung aller dieser Verfahren ist wünschenswert, aber wegen der Entwicklungsdynamik nur in begrenztem Umfang möglich. Trotzdem stehen als validierte Verfahren der Entwicklungsdiagnostik sowohl dimensionale Verfahren zur Bestimmung z. B. des Intelligenzniveaus (HAWIVA, SON-R) als auch validierte kategoriale qualitative Verfahren (ADOS-G) zur Verfügung, mit denen z. B. die Kernsymptomatik autistischer Störungen erfasst werden kann. Den genannten Aspekt des Störungsverlaufs im Rahmen der Entwicklung berücksichtigen in besonderem Maße der ADOS („autism diagnostic observation schedule") auf der Verhaltensebene und die Testverfahren für die schulischen Fertigkeiten (Lesen, Schreiben, Rechnen) auf der neuropsychologischen Ebene. Der ADOS ist ein Beispiel dafür, wie nicht nur die Adaptation an die Entwicklung berücksichtigt, sondern auch eine Standardisierung und Normierung für ein qualitatives Verfahren ermöglicht werden kann. Der Schwerpunkt von Entwicklungstests liegt auf der Erfassung von Verhaltensmerkmalen schließt aber ihre Validität nicht aus, wenn man sich der Grenzen der Verfahren (z. B. des ADOS beim Asperger-Syndrom oder des HAWIK bei Sprachstörungen) bewusst ist.

Multimodales Behandlungskonzept zur Frühbehandlung

Nachfolgend sollen in Abgrenzung zur neuropädiatrisch geleiteten Frühförderung die spezifischen Aspekte einer kinderpsychiatrischen, entwicklungsorientierten Frühbehandlung dargestellt werden. Diese psychiatrische Frühintervention orientiert sich nicht nur am Entwicklungsrückstand des Kindes, sondern fokussiert auf die drei Ebenen motorisch-kognitiv-sprachliche Entwicklung, individuelle Verhaltensmuster des Kindes und (familiäres) Umfeld. Um dies zu erreichen, bedient man sich einerseits der kindzentrierten Einzel- oder Gruppentherapie und -förderung und andererseits der elternzentrierten Therapie. Die aufgrund des oben dargestellten adaptiven Entwicklungsmodells zu erwartende Effektivität einer elternzentrierten Frühbehandlung konnte für die Frühbehandlung der Sprachstörungen nachgewiesen werden [9, 10]. Die elternzentrierte Behandlung bedeutet nicht nur die Elternarbeit im Einzelkontakt, die besonders dazu dient, die Akzeptanz der Eltern für die Probleme und Bedürfnisse ihres in seiner Entwicklung auffälligen Kindes als protektiven Faktor zu fördern. Elternarbeit kann auch bedeuten, die Eltern in Gruppenarbeit über die Störungsbilder zu informieren, sie in Behandlungsverfahren anzuleiten und sie im Entwicklungsverlauf zu begleiten und den Austausch mit anderen Betroffenen zu ermöglichen. Darüber hinaus ist eine Berücksichtigung des weiteren sozialen Umfelds der Kinder häufig erforderlich, sodass die Beratung von Kindergärten und Schulen und die Unterstützung in sozialrechtlichen Belangen ebenfalls Teil des Behandlungskonzepts sind. Wir haben aufgrund der oben genannten Erkenntnisse in unserer Abteilung ein multimodales Behandlungskonzept für Kinder mit Entwicklungsstörungen entwickelt, das sich durch mehrdimensionale Therapieplanung, eine entwicklungsbegleitende und -fördernde Behandlung und eine auch an der Prävention orientierte Begleitung auszeichnet.

Bei der kindzentrierten Behandlung wird ein auf die individuellen Bedürfnisse des einzelnen Kindes abgestimmtes Behandlungskonzept entworfen, in dem verhaltenstherapeutisch orientierte psychotherapeutische Behandlung, heilpädagogische Maßnahmen und Sozialtraining, Übungsbehandlungen und darüber hinaus auch Medikamente in kontinuierlicher Absprache miteinander kombiniert eingesetzt werden. Psychotherapeutisch wird ganz überwiegend mit verhaltenstherapeutischen Methoden gearbeitet aufgrund der Erkenntnis, dass kleinere Kinder stärker als Ältere noch versuchen, sich in aller Regel so zu verhalten, wie es die soziale Umwelt von ihnen erwartet. Dies gelingt umso besser, je transparenter diese Erwartungen für die Kinder gemacht werden und deren Erfüllung Anerkennung und Zuwendung nach sich zieht. Das Einbeziehen der Schule oder eines Gruppenumfelds in die Behandlung ist hierfür wichtig, um die therapeutischen Anforderungen an die Kinder auch in den Alltag zu übertragen. Wegen der raschen Entwicklung der Kinder werden die Angebote immer wieder an die veränderten Fähigkeiten angepasst. Die intensive Einbeziehung von Übungsbehandlungen (Sprache, LRS) dient nicht allein der Behandlung der umschriebenen Entwicklungsstörungen, sondern gerade auch der Besserung oder Heilung begleitender psychischer Störungen.

Fallbeispiele

Anhand von zwei Fallbeispielen wird dargestellt, dass trotz einer intensiven regelmäßigen Begleitung von Familien individuelle Entwicklungsverläufe unvorhersehbar bleiben können.

Fall 1: Ein aktuell 6 ½ Jahre alter Junge kam als ehemaliges Frühgeborenes (von 34 Wochen) zur Welt. Die Familienanamnese ist unauffällig. Der Junge wird erstmals im Alter von 3 ¾ Jahren vorgestellt wegen einer verzögerten motorischen und sprachlichen Entwicklung und Makrozephalie. Es fällt darüber hinaus eine deutlich ausgeprägte Interaktionsstörung mit geringer Responsivität, wenig kommunikativem Sprachgebrauch und Sonderinteressen auf. Es wird die Diagnose eines frühkindlichen Autismus gestellt. Gemessen mit einem sprachfreien Intelligenztestverfahren (SON-R – Snijders-Oomen nonverbaler Intelligenztest) erreicht der Junge einen Gesamt-IQ von 50. Er wird sehr intensiv innerhalb und außerhalb des familiären Umfelds gefördert. Er besucht einen Integrationskindergarten und erhält darüber hinaus Ergo- und Sprachtherapie. Die Eltern werden regelmäßig intensiv beraten. Aufgrund der autistischen Störung kommt es nur zu einer geringen Weiterentwicklung der sozio-emotionalen Fähigkeiten. Es kommt aber zu einem deutlichen Fortschritt der Sprachentwicklung und auch der kognitiven Fähigkeiten. Im Alter von gut 6 Jahren wird daher kein Niveau einer geistigen Behinderung, sondern ein fast normaler IQ von 83 Punkten im Handlungsteil und 100 Punkten im Verbalteil mit dem HAWIK-III (Hamburg-Wechsler-Intelligenztest für Kinder) gemessen. An diesem Beispiel zeigt sich die Addition mehrerer protektiver Faktoren, die zu einem günstigen Entwicklungsverlauf geführt haben: Dies waren die hohe Akzeptanz innerhalb der Familie, die regelmäßige und intensive Förderung durch die Familie sowie ein Temperament des Kindes mit Fröhlichkeit und hoher Lernmotivation.

Fall 2: Ein aktuell 15 Jahre alter Jugendlicher hatte ebenfalls keine wesentlichen frühkindlichen Risikofaktoren. Er wurde erstmals im Alter von 5 Jahren zur Entwicklungsdiagnostik vorgestellt, da bei ihm eine ausbleibende Sprachentwicklung aufgrund Gehörlosigkeit vorlag. Damals zeigte sich bereits eine ausgeprägte

Interaktionsstörung mit fehlendem Interesse an Menschen und an gemeinsamer Aufmerksamkeit. Darüber hinaus fanden sich deutliche Stereotypien. Es wurde die Diagnose eines frühkindlichen Autismus gestellt. Das Intelligenzniveau lag im Bereich der Lernbehinderung. Der Junge wuchs mit der alleinerziehenden Mutter auf, die wenig Verständnis für die Einschränkungen und Bedürfnisse des Jungen zeigte. Er wurde daher ganztags in eine Einrichtung für Kinder mit Hörstörungen aufgenommen. Im Verlauf der vergangenen drei Jahre kam es zunächst zu einer langsamen Verschlechterung mit Zunahme motorischer Stereotypien und Auftreten autoaggressiven Verhaltens. Im vergangenen halben Jahr kam es zu einer raschen Verschlechterung des Zustands. Der Junge entwickelte ein Sudeck-Syndrom des rechten Armes, das autoaggressive Verhalten nahm erheblich weiter zu. Die kognitive Leistungsfähigkeit lag nur noch auf dem Niveau der geistigen Behinderung. Es war nur mühsam möglich, mit der Mutter die notwendige Veränderung von Umfeld und Anforderungen zu erarbeiten. Die Symptomatik ließ sich über Monate kaum bessern. An diesem Beispiel wird sichtbar, dass das Zusammentreffen mehrerer Risikofaktoren beim Kind (Nichtsprechen, reduzierte Motivation, Affektlabilität) mit ungünstigen Umweltfaktoren (fehlende Akzeptanz der Probleme, nicht optimaler Förderort) den anfänglich günstigen Verlauf eines gut geförderten Kindes rasch verschlechtern kann.

Anhand der Fallbeispiele wird deutlich, wie schwer die Langzeitprognose kindlicher Entwicklungsverläufe vorhersehbar ist. Auch über das kognitive Entwicklungspotenzial können früh oft noch keine sicheren Aussagen gemacht werden. Somit ist eine Aussage über die erreichbare Selbstständigkeit als Erwachsener in frühen Entwicklungsphasen noch nicht möglich. Anhand der beiden Fälle soll erkennbar werden, dass hierfür nicht nur die Voraussetzungen beim Kind, sondern neben den therapeutischen Interventionen auch besonders das soziale (familiäre) Umfeld verantwortlich ist.

Schlussfolgerungen

Eine einfache, eindimensionale und schematisierte Diagnostik ist für die Therapieplanung bei Entwicklungsstörungen nicht geeignet. Denn die kindliche Entwicklung und die Dynamik kindlicher Entwicklungsstörungen ist als Wechselspiel zwischen Individuum und Umwelt sehr variabel. Es ist daher eine multimodale Diagnostik und Therapie erforderlich. Multimodale Diagnostik und Therapie müssen sich immer am Entwicklungsverlauf, an den drei Ebenen der sozio-emotionalen, sprachlich-kommunikativen und kognitiven Entwicklung orientieren und das familiäre Umfeld eng mit einbeziehen, sowie therapeutisch als auch präventiv wirksam sein.

Literatur

1 Sinzig J, Schmidt MH (2007)Verhaltensstörungen im Kindergartenalter. Monatsschr Kinderheilkd 155: 915–920

2 Noterdaeme M, Schlamp D, Linder M, Kischel KH (2004) Analysis of comorbid psychiatric disorders in child and adolescent psychiatry using the standardised basic documentation. Psychiatr Prax 31 (suppl): S126–128

3 Esser G, Schmidt MH (1994) Children with specific reading retardation – early determinants and long term outcome. Acta Paedopsychiatr 56 (3): 229–237

4 Deutsche Gesellschaft für Kinder- und Jugendpsychiatrie und Psychotherapie et al (2007) Leitlinien zu Diagnostik und Therapie von psychischen Störungen. Deutscher Ärzte-Verlag, Köln

5 Resch F, Schulte-Markwort M, Bürgin D (1998) Operationalized psychodynamic diagnosis in childhood and adolescence – a contribution to quality assurance. Prax Kinderpsychol Kinderpsychiatr 47: 373–386

6 Herpertz-Dahlmann B, Resch F, Schulte-Markwort M (Hrsg) (2007) Entwicklungspsychiatrie – Biopsychologische Grundlagen und die Entwicklung psychischer Störungen. Schattauer, Stuttgart

7 Tse J (2006) Research on day treatment programs for preschoolers with disruptive behavior disorders. Psychiatr Serv 57 (4): 477–486

8 Nützel J, Schmid M, Goldbeck L, Fegert JM (2005) Psychiatric support for children and adolescents in residential care in a German sample. Prax Kinderpsychol Kinderpsychiatr 54 (8): 627–644

9 Gibbard D (1994) Parental-based intervention with pre-school language-delayed children. Eur J Disord Commun 29 (2): 131–150

10 Ward S (1999) An investigation into the effectiviness of an early intervention method for delayed language development in young children. Int J Lang Commun Disord 34 (3): 243–264

Autismus-Spektrum-Störungen

Behandlungsansatz mit dem TEACCH-Programm

Michele Noterdaeme, Rita Wagner

Im Jahr 1943 berichtete der amerikanische Kinderpsychiater *Kanner* über elf Kinder, die deutliche Auffälligkeiten in der Sprache und in der Kommunikation zeigten. Diese Kinder hatten auch massive Kontakt- und Beziehungsstörungen. *Kanner* bezeichnete die beobachteten Störungen als „autistische Störungen des emotionalen Kontaktes" und als „frühkindlichen Autismus".

Im Jahr 1944 beschrieb der österreichische Kinderarzt *Asperger* in seiner Habilitationsschrift die höchst eigenwilligen Verhaltensweisen eines Jungen und diagnostizierte sie als „autistische Psychopathie". Noch heute wird die Störung überwiegend intelligenter autistischer Personen als Asperger-Syndrom bezeichnet.

In der aktuellen Literatur wird der Begriff Autismus-Spektrum-Störungen verwendet. Diese Kategorie umfasst den frühkindlichen Autismus, das Asperger-Syndrom und den atypischen Autismus.

Erscheinungsbild autistischer Störungen

Die Diagnose einer autistischen Störung beruht auf der Beschreibung des Verhaltens. Die wesentlichen Merkmale und Kernsymptome, die zur Diagnose eines Autismus führen, sind in der internationalen Klassifikation der Krankheiten der WHO [1] wie auch in der amerikanischen Klassifikation „Diagnostisches und Statistisches Manual Psychischer Störungen" [2] zusammengefasst. Nach ICD-10 und DSM-IV müssen qualitative Beeinträchtigungen im Bereich der sozialen Interaktion und der Kommunikation vorliegen. Die Störung ist außerdem charakterisiert durch eingeschränkte, sich wiederholende und stereotype Verhaltensmuster, Interessen und Aktivitäten. Diese Störungen müssen vor dem 36. Lebensmonat vorhanden sein [1,2]. Die einzelnen Verhaltensweisen, die unter diesen drei Hauptkriterien zusammengefasst werden, sind in den Tabellen I bis III dargestellt.

Tabelle I. Qualitative Beeinträchtigung in der sozialen Interaktion.

Unfähigkeit, Blickkontakt, Mimik, Körperhaltung und Gestik zur Regulation sozialer Interaktionen zu verwenden
Unfähigkeit, Beziehungen zu Gleichaltrigen aufzunehmen, mit gemeinsamen Interessen, Aktivitäten und Gefühlen
Mangel an sozio-emotionaler Gegenseitigkeit, die sich in einer Beeinträchtigung oder devianter Reaktion auf die Emotionen anderer äußert; oder Mangel an Verhaltensmodulation entsprechend dem sozialen Kontext; oder nur labile Integration sozialen, emotionalen und kommunikativen Verhaltens
Mangel, spontan Freude, Interessen oder Tätigkeiten mit anderen zu teilen (z. B. Mangel, anderen Menschen Dinge, die für die Betroffenen von Bedeutung sind, zu zeigen, zu bringen oder zu erklären)

Tabelle II. Qualitative Beeinträchtigung der Sprache und der Kommunikation.

Verspätung oder vollständige Störung der Entwicklung der gesprochene Sprache, die nicht begleitet ist durch einen Kompensationsversuch durch Gestik oder Mimik als Alternative zur Kommunikation (vorausgehend fehlendes kommunikatives Geplapper)
Relative Unfähigkeit, einen sprachlichen Kontakt zu beginnen oder aufrechtzuerhalten, bei dem es einen gegenseitigen Kommunikationsaustausch mit anderen Personen gibt
Stereotype und repetitive Verwendung der Sprache oder idiosynkratischer Gebrauch von Worten oder Phrasen
Mangel an verschiedenen spontanen Als-ob-Spielen oder sozialen Imitationsspielen

Tabelle III. Eingeschränkte und stereotype Verhaltensmuster, Interessen und Aktivitäten

Umfassende Beschäftigung mit gewöhnlich mehreren stereotypen und begrenzten Interessen, die in Inhalt und Schwerpunkt abnorm sind, es kann sich aber auch um ein oder mehrere Interessen ungewöhnlicher Intensität und Begrenztheit handeln
Zwanghafte Anhänglichkeit an spezifische, nicht funktionale Handlungen oder Rituale
Stereotype und repetitive motorische Manierismen mit Hand- und Fingerschlagen oder Verbiegen, oder komplexe Bewegungen des ganzen Körpers
Vorherrschende Beschäftigung mit Teilobjekten oder nicht funktionalen Elementen des Spielmaterials (z. B. ihr Geruch, die Oberflächenbeschaffenheit oder das von ihnen hervorgebrachte Geräusch oder Vibration)

Autistische Störungen sind komplexe Entwicklungsstörungen. Neben den für die diagnostische Zuordnung notwendigen Kernsymptomen treten oft zusätzliche, komorbide psychiatrische Störungen oder Symptome auf: hyperkinetische Störungen, Enuresis, Enkopresis, Essstörungen, Schlafprobleme sowie aggressives und selbstverletzendes Verhalten.

Klassifikation

Der *frühkindliche Autismus* wird in der ICD-10 unter F84.0 klassifiziert. In dieser Subkategorie sind Auffälligkeiten in allen drei Merkmalsbereichen in deutlicher Ausprägung vorhanden. Im Bereich der sozialen Interaktion findet sich oft eine ausgeprägte Zurückgezogenheit, mit wenig Bedürfnis nach Kontakt mit Gleichaltrigen. Die kognitive Entwicklung ist meist eingeschränkt und im Bereich der geistigen Behinderung anzusiedeln. Neuere Untersuchungen haben aber darauf hingewiesen, dass auch bei Menschen mit frühkindlichen autistischen Störungen eine breite Variation in der kognitiven Entwicklung festzustellen ist und eine Gruppe mit durchschnittlichen intellektuellen Fähigkeiten identifiziert werden kann (High-functioning-Autismus). Die Sprachentwicklung ist verzögert oder bleibt aus. In der Sprache fallen Besonderheiten auf wie Ich-Du-Verwechselungen und Echolalien. Die Kommunikation ist deutlich eingeschränkt, das Führen eines Gespräches meist beeinträchtigt. Neben motorischen Stereotypien fallen auch sensorische Besonderheiten auf (außergewöhnliche Reaktionen auf akustische oder visuelle Reize sowie auf taktile Reize, die oft zu Essstörungen führen).

Das *Asperger-Syndrom* wird in der ICD-10 unter F84.5 klassifiziert und ist – wie der frühkindliche Autismus – gekennzeichnet durch eine Störung der sozialen Interaktion. Menschen mit einem Asperger-Syndrom sind oft weniger zurückgezogen und haben ein Bedürfnis nach Kontakt. Ihnen fehlt aber das intuitive Verständnis für die Mechanismen der sozialen Interaktion sowie die Fähigkeit, sich in die Gefühlswelt anderer hineinzuversetzen. Dadurch wirkt die Kontaktaufnahme oft unbeholfen, grob oder sonderbar. Die Sprachentwicklung und die kognitive Entwicklung sind in der Regel unauffällig. Die Sprechweise ist aber pedantisch und die Intonation auffällig. Das Führen eines Gesprächs ist erschwert und zentriert sich oft um die teilweise sehr ausgeprägten und skurrilen Sonderinteressen der betroffenen Menschen.

Der *atypische Autismus* unterscheidet sich vom frühkindlichen Autismus entweder durch das Alter bei Krankheitsbeginn oder dadurch, dass die diagnostischen Kriterien nicht in allen drei Bereichen erfüllt werden.

Häufigkeit

Die ersten epidemiologischen Untersuchungen über autistische Störungen geben Prävalenzraten zwischen 4 und 6 pro 10000 Personen an. Für diese Untersuchungen wurden sehr eng gefasste diagnostische Kriterien verwendet, die hauptsächlich auf den von *Kanner* beschriebenen psychopathologischen Merkmalen der Störung beruhten. Neuere Studien berücksichtigen die aktuelle Konzeption autistischer Störungen. Im Mittelpunkt stehen nun die sozialen Interaktionsprobleme in Kombination mit Kommunikationsschwierigkeiten, eine eingeschränkte Kreativität und das Vorhandensein von stereotypen Verhaltensweisen. Die epidemiologischen Untersuchungen, die sich auf diese diagnostischen Kriterien stützen, ergeben Prävalenzraten von 5 bis 6 pro 1000 Personen. Somit geht man heute von einem wesentlich höheren Anteil an betroffenen Kindern aus. Sie erfassen das gesamte autistische Spektrum (ASD).

Verlauf

Da bisher eine Heilung des Autismus nicht möglich ist, sind die für ein Kind und seine Familie individuell gestaltete Behandlung und Erziehung essenzielle Faktoren, um Kindern die optimale Entwicklung ihrer individuellen Fähigkeiten und ein möglichst selbstständiges und selbstbestimmtes Leben zu ermöglichen.

Abhängig von der intellektuellen Leistungsfähigkeit können bis zu einem Viertel der an einem frühkindlichen Autismus erkrankten Menschen eine relative Selbstständigkeit und Abnahme ihrer Verhaltensauffälligkeiten erreichen, brauchen jedoch vielfältige Betreuung.

Etwa jeder sechste Autist nimmt eine Entwicklung mit Berufstätigkeit und sozialer Integration. Etwa zwei Drittel bleiben stark behindert und unfähig zur selbstständigen Lebensführung.

Therapie

Die Behandlung der autistischen Störungen wird vom Entwicklungsstand und den individuellen Besonderheiten und Eigenheiten eines Kindes sowie von den Möglichkeiten und Bedürfnissen seiner Familie bestimmt, weniger durch die Methodik. Es gibt keine für autistische Störungen generell gültige Therapie. Für jedes autistische Kind muss ein individuelles Programm erstellt und im Verlauf seiner Entwicklung immer wieder adaptiert werden.

Die Schwerpunkte der Therapie liegen bei verhaltenstherapeutischen und heilpädagogischen Ansätzen. Die Ziele der Behandlung bestehen darin, die soziale und kommunikative Entwicklung autistischer Kinder zu unterstützen, ihre allgemeine Lern- und Problemlösungsfähigkeit zu fördern, Verhalten abzubauen, das mit Lernen und Zugang zu Möglichkeiten normaler Erfahrung interferiert (Rigidität und Stereotypien) und Hilfen zur Bewältigung des Autismus für Familien zu vermitteln.

Der TEACCH-Ansatz

Grundlegendes zur Entstehung des TEACCH-Ansatzes

Autistische Kinder und Jugendliche bedürfen in Erziehung und Unterricht der besonderen Unterstützung und Förderung. In der Zielsetzung nach einer möglichst selbstständigen und konfliktfreieren Lebensgestaltung erweist sich der TEACCH-Ansatz als hilfreiches und undogmatisches Behandlungskonzept.

Der Name dieses Konzepts leitet sich von den Anfangsbuchstaben der wesentlichen Komponenten dieses Ansatzes ab:

*T*reatment and
*E*ducation of
*A*utistic and related
*C*ommunication handicapped
*Ch*ildren

(Behandlung und pädagogische Förderung autistischer und in ähnlicher Weise kommunikationsbehinderter Kinder).

Als wesentlicher wissenschaftlicher Begründer dieses Konzepts ist *Eric Schopler* zu nennen. Seit Mitte der 1960-er Jahre beschäftigte sich seine Forschungsgruppe in North Carolina intensiv mit möglichen Förderansätzen im Umgang mit autistischen Kindern. Es konnte eindeutig nachgewiesen werden, dass autistische Kinder von einer strukturierten Gestaltung ihrer Lebens- und Lernsituation profitierten. *Eric Schopler* arbeitete bis zu seinem Tod im Juli 2006 an der Ausweitung und Differenzierung dieses Grundkonzepts [3, 4].

Vorzüge des TEACCH-Ansatzes

Die Zusammensetzung des Wortkonstrukts TEACCH und die gleichzeitig davon abgeleitete Aussprache „teach" (= unterrichten) umreißt im Wesentlichen das Haupteinsatzgebiet dieses Ansatzes. Es richtet den Blickwinkel stets auf Hilfen im pädagogischen Bereich.

Arbeiten mit TEACCH bedeutet nicht die Anwendung eines vorgegebenen Förderpakets, sondern ermöglicht eine sehr differenzierte Vorgehensweise im Umgang mit autistischen Menschen. Es setzt eine gründliche und fachlich fundierte Diagnostik voraus und fordert auf, individuelle Verhaltensweisen differenziert wahrzunehmen und zu nutzen. Es gibt Anregungen und Hilfen, um individuelle Lösungshilfen zur besseren Bewältigung von schwierigen Lebenssituationen autistischer Menschen zu entwickeln. Alle Lebensräume des autistischen Menschen können unter dem Blickwinkel dieses Ansatzes betrachtet werden: Elternhaus, Schule, Wohngruppe, Arbeitsbereich und Freizeit.

TEACCH ist kein dogmatischer Ansatz und integriert in seiner Darstellung viele Erfahrungen und Erkenntnisse aus anderen pädagogischen Ansätzen und versteht sich somit auch als integrativ. Vieles kann als bekannt betrachtet werden.

TEACCH ist anwendbar in verschiedenen Altersstufen und zeigt Möglichkeiten auf, die unterschiedlichen Leistungen und Fähigkeiten im Bereich der Intelligenz und der Sprache der einzelnen autistischen Persönlichkeit zu berücksichtigen. Pädagogisches Arbeiten mit TEACCH zeichnet sich durch gute Alltagstauglichkeit, transparentes Handeln und schnelle Vermittelbarkeit aus und ist somit in Verbindung mit erfolgreichem pädagogischem Handeln und höherer Arbeitszufriedenheit zu sehen.

Denkansatz bei TEACCH

Pädagogisches Arbeiten mit dem Ansatz nach TEACCH geht von zwei Blickwinkeln aus: Jede autistische Persönlichkeit ist durch spezielle und individuelle Verhaltensanteile gekennzeichnet und die Umgebung muss Rücksicht auf diese Behinderung nehmen; gleichzeitig sollte die Steigerung der individuellen Fähigkeiten als Ziel gelten, um den Grad der Selbstständigkeit und die Fähigkeit zu autonomem Handeln zu erhöhen.

Die zentrale Fragestellung in der Vorgehensweise nach TEACCH lautet daher: „Wo muss auf die Behinderung Rücksicht genommen werden und wo sollte eine Anpassungsleistung angestrebt werden?“ In der Beantwortung dieser Fragestellung lassen sich zentrale Bereiche zum pädagogischen Handeln ableiten.

Das Augenmerk richtet sich darauf, von welchen Handlungsabläufen die autistische Person am meisten beeinträchtigt und herausgefordert wird und gleichzeitig, welches Verhalten ihre Umgebung am meisten irritiert und welche Abläufe nur durch Außensteuerung in Gang kommen oder reguliert werden sollten.

Zentrale Begriffe bei TEACCH: Strukturierung und Visualisierung

Die wissenschaftliche Forschung im Rahmen des TEACCH-Ansatzes rückte zwei Begriffe in den Mittelpunkt: Strukturierung und Visualisierung. TEACCH beansprucht nicht, diese Begriffe erfunden zu haben, sondern leitet aus ihnen sehr konkrete Handlungsmöglichkeiten ab, die sich in der Arbeit mit autistischen Persönlichkeiten als hilfreich und erfolgreich erwiesen haben. Diese beiden Begriffe helfen, in knappster Form zusammenzufassen, mit welchen Mitteln autistischen Menschen Antwort auf die fast immer schwierige Frage gegeben werden kann: „Was ist wo, wie lange zu tun, was kommt danach und woher weiß ich das?"

Jede autistische Persönlichkeit ist geprägt von autismustypischen Denk-, Wahrnehmungs- und Informationsverarbeitungsstrukturen und ist dennoch in der individuellen Ausprägung von unterschiedlichen Vorlieben und Besonderheiten nie einem anderen Autisten gleichzusetzen und somit ist jedes Behandlungskonzept individuell und auf die jeweilige Bedürfnislage auszurichten.

TEACCH gibt keine vorgefertigten Handlungskonzepte vor, sondern hilft, Antworten auf Fragestellungen zu geben, wie autistischen Menschen zu mehr selbstständigem Handeln geführt werden können und wie betreuende Personen auf wissenschaftlich fundierter Basis zu mehr Handlungssicherheit finden können.

Strukturierungsebenen

In großer Übereinstimmung fällt es vielen autistischen Personen schwer, sich in dem Ausmaß und Tempo in Raum und Zeit zu orientieren, wie dies nicht autistischen Menschen scheinbar mühelos gelingt. Es ist davon auszugehen, dass Klarheit und Eindeutigkeit einer Situation die Chance auf Wohlbefinden und Verhaltenssicherheit und geringeres Konfliktpotenzial bei autistischen Personen erhöhen.

Strukturierung des Raumes

Grundfrage: „Wo soll ich sein und was ist wo zu tun?" Die Orientierung im Raum fällt leichter, wenn klar ist, was an welcher Örtlichkeit erwartet wird und was zu tun ist. Je eindeutiger und klarer ist, was in diesem Raum an welcher Stelle vom autistischen Menschen erwartet wird, umso höher ist die

Wahrscheinlichkeit, dass dies auch gelingen kann. Autistische Persönlichkeiten profitieren von klaren Platzzuweisungen, eindeutigen Funktionsbereichen und klaren Begrifflichkeiten der Dinge im Raum.

Es geht nicht darum, einen vorhandenen Raum akribisch zu ordnen, sondern es geht darum, mit bereits kleinen Hilfsmitteln (Klebebänder, Kennzeichnungen mit Schildern, Fotos, Punkten etc.) dem autistischen Menschen Orientierungshilfen und Sicherheit in seiner unmittelbaren Umgebung zu vermitteln. Vertraute Utensilien können auch als transportable Orientierungshilfe genutzt werden und können z. T. auch helfen, sich in fremden oder neuen Räumen zu „ankern".

Strukturierung der Zeit

Grundfrage: „Wann beginnt etwas und wann ist es zu Ende und was kommt dann?" Das Leben mit Zeitstrukturen ist für nichtautistische Menschen eine selbstverständliche internalisierte Strukturvorgabe. Tages-, Wochen- und Monatspläne bestimmen und gestalten unsere Aktivitäten. Auch für autistische Persönlichkeiten stellen Pläne und Zeitvorgaben eine selbstverständliche Präsenz dar, üben z. T. eine gewisse Faszination aus. Die Nutzbarmachung von Plänen für die Strukturierung von Abläufen, die in der Bewältigung Schwierigkeiten bereiten, scheint also nahe liegend. Es gibt eine unerschöpfliche Breite an Möglichkeiten, Zeitverläufe visuell darzubieten. Wichtig ist aufzuzeigen, wann etwas beginnt und endet und was danach kommt. Es soll auch nicht darum gehen, Dinge zu überplanen oder vor Abweichungen zurückzuschrecken, sondern es geht wiederum um eine gewisse Vorhersehbarkeit, Strukturierung und somit Vermittlung von Verhaltenssicherheit, Wohlbefinden und souveränem Umgang mit Anforderungen.

So können auch „freie, ungeplante Phasen" und Veränderungen im Tagesablauf ihren Platz auf dem jeweiligen Plan finden. Erstellte Pläne sollen niemals Selbstzweck sein, sondern den individuellen Bedürfnissen und Zielsetzungen dienlich sein. Als günstig erweist es sich, die Zugänglichkeit, Handhabbarkeit und selbstverantwortliche Nutzung des jeweiligen Plans zu ermöglichen bzw. anzustreben.

Strukturierung der Arbeit/der Aufgaben

Grundfrage: "Was ist zu tun und wie geht das?" Als Zielsetzung soll hier gelten, dass autistische Persönlichkeiten im Ausbau der Fähigkeit zur selbstständigen Bewältigung einer Aufgabe oder eines Arbeitspensums befähigt werden sollten und Unterstützung in der Schrittabfolge notwendig sein kann.

Die Komplexität der Aufgabenstellung ist von sehr einfach (z. B. selbstständiges Anziehen/Ausräumen der Spülmaschine) bis komplex (z. B. Vorgehensweise beim Vokabellernen einer Fremdsprache/Anruf bei einer Behörde) strukturierbar. Das richtige Nacheinander der einzelnen Handlungsschritte ist auch bei häufiger Ausführung und theoretischem Wissen bei autistischen Personen nicht immer abrufbar und eine Etablierung und Visualisierung der erwünschten Aktivitäten zeigt sich als hilfreich. Auch hier ist es von großer Bedeutung, die geforderten Arbeitsschritte auf die individuelle Bedürfnislage des Einzelnen zugeschnitten zu präsentieren, praktikabel zu machen, um so im Bezug auf selbstständiges Arbeiten und Leben profitieren zu können. In der Darbietung kann dieser Grundgedanke visualisiert werden durch eine Abfolge von Fotos und der entsprechenden Tätigkeit bis zu einer sehr „erwachsenen" Form der gängigen Checkliste.

Strukturierung von Material

Grundfrage: „Was soll getan und gelernt werden und welches Material und welche Situation eignet sich dafür?" Diese Fragestellung richtet sich vor allem an die verantwortlichen betreuenden Personen und erfordert die Bereitschaft zur Führung und Vorstrukturierung. Auch die Auswahl der geeigneten Spiel- oder Arbeitspartner spielt hier eine große Rolle.

Bestimmte Lebensbereiche (z. B. Schule) beinhalten für sich bestimmte Regelvorgaben, deren System nicht immer neu erdacht werden muss. Dennoch existiert auch in diesen geschlossenen Regelsystemen eine vielfältige Regel- und Arbeitsvielfalt. So ist jeder Lebensbereich der autistischen Persönlichkeit auf seine individuellen „Stolpersteine" hin wahrzunehmen und zu bewerten. Hier zeigt sich die gesamte Vielfalt an eigenwilligen Interessen, Vorlieben und Motivationsgebern und „Verhaltensbremsen". Gut gemeintes motivierendes Material kann die eine Persönlichkeit anspornen und die andere Persönlichkeit komplett verwirren. Als häufig zutreffende Vorgabe kann aber auch hier gelten: Je eindeutiger und klarer Material und Lernsituation gestaltet und strukturiert sind, umso nutzbringender sind sie verwert- und einsetzbar.

Aufbau von Routinen als Strukturierungshilfen

Grundfrage: „Was sollte man sicher beherrschen?" Autistische Menschen machen bestimmte Dinge sehr gerne und werden auch Wiederholungen gegenüber nicht müde. Diese besondere Fähigkeit ist positiv nutzbar und erleichtert es, produktive Routinen zu etablieren und Standardsituationen zu bewältigen (z. B. Begrüßung, Toilettengang, höfliches Fragen, Bitten um .., Wünsche äußern, Telefonverhalten, „ Stop" beachten und selbst anwenden etc.). Gemeint ist hier das sichere Beherrschen von Alltagsroutinen, die zu einer größeren Selbstständigkeit, gemeinschaftsverträglicherem Verhalten und zur Konfliktreduzierung beitragen sollten.

Anzustreben ist natürlich auch hier das selbstständige Anwenden, die Übertragung auf neue Situationen und das selbstverständliche Anpassen an die tatsächliche Bedürfnis- und Problemlage des Einzelnen.

Abschließende Bemerkungen

In der Arbeit mit autistischen Persönlichkeiten erweist sich der TEACCH-Ansatz als sowohl wissenschaftlich fundierter als auch praktikabler Denkansatz. Er berücksichtigt auf breiter Ebene die Besonderheiten und Stärken autistischer Menschen und ist im breiten Spektrum aller Lebens- und Lernräume anwendbar. Er zeigt Hilfen auf und betont stets die Notwendigkeit individueller Lösungen. Die Zielsetzung nach mehr Selbstständigkeit und Autonomie steht im Mittelpunkt der Vorgehensweise und ermöglicht über den Ansatz des strukturierten Vorgehens mehr Flexibilität und Eigenständigkeit für die Betroffenen.

In der Praxis erweist sich diese Vorgehensweise als sehr wertschätzendes, flexibles und die Individualität des Einzelnen berücksichtigendes Instrumentarium, das dennoch das Ziel eines möglichst eigenständigen Lebens innerhalb einer Gemeinschaft nicht aus den Augen verliert.

Eine genaue und breite Diagnostik ist im Vorfeld unabdingbar notwendig. Wissen und Erfahrung im Umgang mit autistischen Menschen und die stete Bereitschaft, auf Veränderungen zu reagieren, sind hierbei von großer Bedeutung.

Literatur

1 Dilling H, Mombour W, Schmidt M (1991) Internationale Klassifikation psychischer Störungen, ICD-10 Kapitel V. Klinisch-Diagnostische Leitlinien. Huber, Göttingen
2 American Psychiatric Association (1994) Diagnostic and statistical manual of mental disorders. APA, Washington
3 Häußler A (2005) Der TEACCH Ansatz zur Förderung von Menschen mit Autismus, Verlag Modernes Lernen, Dortmund
4 Schopler E (1988) In: Bundesverband Hilfe für das Autistische Kind e.V. (Hrsg) Autismus: heute und morgen. Kongressbericht

Entwicklung der Zusammenarbeit klinischer und schulischer ambulanter Dienste im Spektrum der Kinder- und Jugendpsychiatrie

Gudrun Tischner-Remington, Klaus Funke

Ein gut eingespieltes System der interdisziplinären Zusammenarbeit zwischen den Mitarbeitern des Heckscher-Klinikums und der Schule an der Heckscher-Klinik sorgt für ein professionelles klinisches und pädagogisches Behandlungskonzept. Mit hoher Effektivität ermöglicht dieses System einen größtmöglichen Behandlungserfolg und zu einem sehr hohen Anteil die Rückkehr in die gewohnte Umgebung bzw. eine sinnvolle Neuorientierung. Unterstützt wird dieser Prozess von klinischer Seite durch den sozialpädagogischen Fachdienst und von schulischer Seite durch den „Mobilen Sonderpädagogischen Dienst“.

Die stetige Fortentwicklung des Angebots und die Sicherung der Qualität werden durch ein Qualitätsmanagementsystem und durch den Prozess einer stetigen Schulentwicklung (auch durch internationalen Austausch) unterstützt.

Die in den letzten Jahren stetig wachsende Nachfrage nach ambulanter Versorgung im Bereich der Kinder- und Jugendpsychiatrie und die zunehmenden Integrationsbemühungen in den Schulen erhöhen die Dringlichkeit der Entwicklung neuer ambulanter Konzeptionen. Das schwedische Modell interdisziplinärer kinder- und jugendpsychiatrischer und sonderpädagogischer Teams erscheint für die ambulante Arbeit richtungweisend.

Am Beispiel der Betreuung von Kindern und Jugendlichen mit Autismus erstellen wir exemplarisch eine Bestandsaufnahme der ambulanten Arbeit zwischen dem Heckscher-Klinikum und dem Mobilen Sonderpädagogischen Dienst Autismus (MSD-A) der Regierung von Oberbayern. Ebenso zeigen wir Entwicklungsmöglichkeiten auf, die mit der Ausweitung der Zusammenarbeit für den gesamten Bereich der ambulanten Betreuung durch das Heckscher-Klinikum und der Schule an der Heckscher-Klinik einhergehen.

Der Mobile Sonderpädagogische Dienst Autismus

Förderung als Aufgabe aller Schularten

Die Kultusministerkonferenz gab am 16.06.2000 die „Empfehlungen zu Erziehung und Unterricht von Kindern und Jugendlichen mit autistischem Verhalten" heraus. Darin kennzeichnet sie die Förderung von Kindern und Jugendlichen mit autistischem Verhalten als sonderpädagogische Aufgabe, die das Zusammenwirken von medizinisch-therapeutischen, psychologischen, pädagogischen, sozialen und erzieherischen Kompetenzen erfordert. Explizit nennt sie die Förderung eine Aufgabe aller Schulformen:

„Sonderpädagogische Förderung unterstützt und begleitet Kinder und Jugendliche mit autistischem Verhalten, die in ihrer geistigen Entwicklung schwer beeinträchtigt, aber auch hochbegabt sein können. Ihre Förderung ist Aufgabe aller Schulformen. Die Unterschiedlichkeit der Ausprägung der autistischen Verhaltensweisen erfordert eine individuelle Ausrichtung der pädagogischen Maßnahmen." (KMK Empfehlungen 2000)

Die Arbeit des MSD-A in Oberbayern

Entwicklung und Grundlegung

Im März 2004 wurde im Auftrag der Regierung von Oberbayern eine Zusatzausbildung für Sonderschullehrer durchgeführt. Seit September 2005 bieten 13 SonderschulehrerInnen, verteilt über den Regierungsbezirk Oberbayern, Beratung im MSD-Autismus an.

In einem freiwilligen Arbeitskreis treffen sich die Mitarbeiter zwei- bis dreimal jährlich zum Erfahrungsaustausch, zur Fortentwicklung der Beratungskonzepte, zur Erarbeitung und Vertiefung inhaltlicher Themen und zum Austausch mit allen kooperativen Partnern. Koordiniert wird der MSD-A auch an der Schule an der Heckscher-Klinik, sie übernimmt weiterhin die Rolle als Beratungsschule.

Der MSD-A steht in enger Kooperation mit der Regierung von Oberbayern, dem „Regionalverband Hilfe für das autistische Kind" München und dem Heckscher-Klinikum für Kinder- und Jugendpsychiatrie, Psychosomatik und Psychotherapie in München.

Die Bandbreite des autistischen Erscheinungsbildes erfordert eine intensive, individuell angelegte Beratung und Förderung unter Einbeziehung aller fachlichen Kompetenzen. Der MSD-A versteht sich deshalb auch als Koordinationsinstrument zur Bündelung notwendiger Maßnahmen.

Unabhängig vom Förderort sind spezifische Eingliederungs- und Lernangebote unverzichtbar. Deshalb steht der MSD-A Kindern und Jugendlichen mit autistischen Verhaltensweisen, ihren Eltern und Lehrern an Grund- und Hauptschulen, Realschulen, Gymnasien und Förderschulen zur Verfügung. Die sonderpädagogische Beratung leistet dabei einen fundamentalen Beitrag, die individuellen Erziehungs- und Unterrichtsziele zu erreichen.

Folgende pädagogischen Leitgedanken bilden den Hintergrund der Beratung (vgl. ISB MSD-A1 2004):

- Sinngebende Lebensgestaltung
- Ordnung der Sinneswahrnehmungen
- Akzeptanz der Behinderung als Teil der Gesamtpersönlichkeit
- Qualifikation für eine angemessene Beschäftigung bei freien oder beschützenden Arbeitsbedingungen

Beratungstätigkeit des MSD-A

Eltern, Lehrer, Ärzte, Regionalverband, Erzieher oder Jugendämter treten in der Regel an den MSD-A mit dem Wunsch nach individueller Beratung heran. Für den Erfolg der Beratung ist eine gemeinsame Plattform aller Beteiligten eine wesentliche Voraussetzung. Die Mitarbeiter des MSD-A kooperieren dazu mit

- Lehrkräften aller Schularten,
- anderen mobilen sonderpädagogischen Diensten,
- der mobilen sonderpädagogischen Hilfe,
- medizinischen und psychologischen Fachdiensten,
- Sozial- und Jugendämtern,
- sozialpädagogischen Einrichtungen sowie
- Eltern, Erziehern und Elternverbänden.

Die kinder- und jugendpsychiatrische Diagnose stellt dabei das unabdingbare Fundament jeder schulischen Beratungsarbeit dar.

Zusammenarbeit der Entwicklungsambulanz des Heckscher-Klinikums und des MSD-A

Gemeinsame Ambulanzbesprechung

Im Rahmen der praktischen Arbeit des MSD-A wurde ziemlich schnell die Notwendigkeit eines stetigen multiprofessionellen Austausches mit den Mitarbeitern der Ambulanz des Heckscher-Klinikums deutlich. Seit September 2006 nimmt daher ein Mitglied des MSD-A, wenn erforderlich, an der Ambulanzbesprechung teil. Im interdisziplinären Gespräch werden dort Kinder und Jugendliche, die der Ambulanz bzw. dem „Mobilen Ärztlichen Dienst" vorgestellt wurden, besprochen. In den Fallvorstellungen kann eine genaue Bestimmung von Bedarf und Ziel einer schulischen Intervention und Beratung durch den MSD-A erfolgen.

Eine weitere Notwendigkeit der Zusammenarbeit vor Ort entwickelte sich durch die Tätigkeit des MSD-A an den Schulen. Bei Störungen, die eine kinder- und jugendpsychiatrische Abklärung oder Wiedervorstellung sinnvoll erscheinen lassen bzw. bei fehlender oder unzureichender fachärztlicher Diagnose wird den Erziehungsberechtigten eine Vorstellung in der Entwicklungsambulanz empfohlen und vermittelt.

Gemeinsame Zielentwicklung

Durch die Schaffung eines institutionalisierten Rahmens für die klinische und sonderpädagogische Beratungstätigkeit kann der MSD-A eine Scharnierfunktion zwischen klinischer Therapie und schulischer Förderung übernehmen. Damit wird eine von schulischer Seite seit langem beklagte Lücke geschlossen. Voraussetzung für eine erfolgreiche Arbeit muss aber die vertrauensvolle Zusammenarbeit aller Beteiligten sein. Das Einverständnis der Erziehungsberechtigten ist dabei ohnehin unerlässlich.

Die enge Verzahnung des MSD-A mit den Mitarbeitern der Ambulanz schafft im Einzelnen vorzügliche Bedingungen für die zielgerichtete Beratungstätigkeit:

- Akute Krisenbewältigung
  Oftmals werden die Kinder und Jugendlichen erst bei akuten Krisen in der Klinik vorstellig bzw. wird der MSD-A herangezogen, wenn die Situation in der Schule aufgrund massiver Verhaltensauffälligkeiten eskaliert. An einem runden Tisch treffen dann alle Beteiligten, die mit dem Schüler direkt (Lehrer, Schulleitung), oder indirekt (zuständige Förderzentren, Schulverwaltung) zu tun haben, sowie die Eltern und ein Mitglied des

MSD-A zusammen und legen in gemeinsamen Einvernehmen die weitere Vorgehensweise fest. Der MSD-A übernimmt dabei möglichst die Koordination der Arbeit. Dadurch können parallele Maßnahmen aufeinander abgestimmt werden.

- Abklärung der schulischen Perspektive
  Was ist der geeignete Förderort? Welche besonderen Bedürfnisse hat der Schüler im Hinblick auf Klassenstärke und Arbeitsformen? Liegen Teilleistungsstörungen vor? Wird ein Integrationshelfer benötigt?
- Aufklärung des Klassenlehrers/des Kollegiums/der Mitschüler über Autismus, Auswirkungen auf die Unterrichtsituation
- Möglichkeiten für eine effektive Gestaltung des Unterrichts
- Hilfen der Beantragung und beim Einsatz des Schulbegleiters
- Hilfen bei der Erstellung eines Förderplans
- Koordination kurz- und langfristiger Interventionen
- Begleitung des schulischen Werdegangs/Prävention bei Aufrücken in die nächste Jahrgangsstufe/Wechsel an eine andere Schule
- Beantragung eines Nachteilsausgleichs (an weiterführenden Schulen ist dafür die fachärztliche Expertise Voraussetzung)
- Nachbetreuung

Bei den oben genannten Vorgehensweisen wird ein intensiver Kontakt mit den Vertretern der verschiedenen Disziplinen (Ärzten, Psychologen, Therapeuten und Lehrern) aufgebaut und aufrechterhalten.

Diese Art der Vernetzung besitzt ebenso einen hohen präventiven Charakter. Diagnostische Ergebnisse und sich daraus ergebende Fördermöglichkeiten können effektiver in die schulische Arbeit einfließen. Auf Verhaltensstörungen kann adäquat reagiert werden und weitere Maßnahmen können eingeleitet werden. Der MSD-A wird somit zu einer Schnittstelle zur Heimatschule und der Kinder und Jugendpsychiatrie. Daraus entstehen neue Chancen bei der Prävention und Behandlung von Störungen, die in diesem Umfang bisher noch nicht genutzt wurden.

Gemeinsame ambulante Dienste – ein Modell mit Zukunft für Kinder- und Jugendpsychiatrie und Sonderpädagogik

Bereits im Schuljahr 2006/07 stellte die Schule an der Heckscher-Klinik weitere Lehrerstunden für die Zusammenarbeit des allgemeinen Mobilen Sonderpädagogischen Dienstes und den verschiedenen Ambulanzen des Heckscher-Klinikums zur Verfügung. Die stetig wachsende Nachfrage nach ambulanter Versorgung von Kindern und Jugendlichen mit Schulproblemen weist deutlich auf den großen Bedarf an Unterstützung durch den MSD vor Ort an den Schulen hin.

Immer häufiger treffen wir auf Schüler, die schulisch über Wochen nicht versorgt sind, weil Lehrer und Eltern allein keinen Weg mehr finden, um die Probleme zu bewältigen. Viele dieser Schüler benötigen neben pädagogischen auch medizinisch-therapeutische Hilfen. Die bisherige Zusammenarbeit der Ambulanzen des Heckscher-Klinikums mit den Mobilen Sonderpädagogischen Diensten der Schule an der Heckscher-Klinik zeigt bereits sehr deutlich, dass hier erfolgreich präventiv gearbeitet werden kann. Die positiven Rückmeldungen von Eltern und Lehrern unterstreichen den Bedarf.

Die Erfahrungen unserer schwedischen Partner-Schule machen deutlich, dass mit dem gezielten Einsatz eines Teams aus Kinder- und Jugendpsychiater, Psychologe und Sonderschullehrer direkt am Ort des Geschehens eine effektive Versorgung der Patienten möglich ist. Stationäre Aufenthalte können so vermieden bzw. auf ein Minimum von einigen diagnostischen Tagen verkürzt werden.

Die Entwicklung eines medizinisch-therapeutischen und sonderpädagogischen Gesamtkonzepts für die gemeinsame ambulante Arbeit erscheint auf der Basis der bisherigen Erfahrungen also nicht nur notwendig, sondern auch lohnend. Dabei werden folgende Themen von Bedeutung sein:

- Art und Umfang des Einsatzes von Sonderschullehrern in den Ambulanzen
- Orientierung nach Zielgruppen (z. B. Altersgruppen, Diagnose etc.)
- Arbeitsweise vor Ort (z. B. Zusammenführung aller Beteiligten durch das Team, Gestaltung der prozessorientierten Begleitung)
- Einführung von ambulanten Kriseninterventionsklassen (geführt von einem Team aus Arzt, Psychologe, Sonderschullehrer mit Unterstützung durch Therapeuten und heilpädagogische Förderlehrer) als Instrument einer gezielten Diagnostik und Förderung. Ziel dieser Klasse muss eine effektive, diagnosegeleitete Eingliederung der Schüler in die wohnortnahe Schule sein.
- Evaluierung der Maßnahmen und stetige Fortentwicklung des Konzepts
- Fort- und Weiterbildung

Mit der Entwicklung dieses Modells ambulanter Zusammenarbeit setzen Heckscher-Klinikum und die Schule an der Heckscher-Klinik neue Akzente in der über 75-jährigen Tradition gemeinsamen Handelns.